EMAGREÇA SEM SEGREDOS

Copyright© 2018 by Literare Books International.
Todos os direitos desta edição são reservados à Literare Books International.

Presidente:
Mauricio Sita

Capa
Gabriel Galdino

Diagramação:
Lucas Chagas

Revisão:
Bárbara Cabral Parente

Gerente de Projetos:
Gleide Santos

Diretora de Operações:
Alessandra Ksenhuck

Diretora Executiva:
Julyana Rosa

Relacionamento com o cliente:
Claudia Pires

Impressão:
Rotermund

Dados Internacionais de Catalogação na Publicação (CIP)
(Câmara Brasileira do Livro, SP, Brasil)

```
Emagreça sem segredos / coordenação Jeanne
Lima. -- 1. ed. -- São Paulo : Literare Books
International, 2018.

    Vários autores.
    ISBN 978-85-9455-054-5

    1. Coaching 2. Dietas para emagrecer
3. Emagrecimento 4. Emagrecimento - Aspectos da saúde
5. Emagrecimento - Aspectos psicológicos 6. Nutrição
7. Promoção da saúde I. Lima, Jeanne.

18-12519                              CDD-613.201
```

Índices para catálogo sistemático:

```
1. Emagrecimento : Dietas : Nutrição : Promoção da
    saúde  613.201
```

Literare Books
Rua Antônio Augusto Covello, 472 – Vila Mariana – São Paulo, SP.
CEP 01550-060
Fone/fax: (0**11) 2659-0968
site: www.literarebooks.com.br
e-mail: contato@literarebooks.com.br

AGRADECIMENTOS

Este livro não teria sido escrito sem a ajuda e o apoio de várias pessoas. Sou imensamente grata a todos, em especial aos autores desta obra.

Agradeço também ao Maurício e à Gleide da Literare Books, que me encorajaram a levar este projeto adiante.

Ao meu marido, meu maior incentivador, meu companheiro e meu amor. A pessoa que mais acredita em mim e em meu potencial! André, sem seu comprometimento comigo, nada disso seria possível. Obrigada!

Agradeço a minha filha. Isabela é minha *coach* 24 horas por dia. Ela é a facilitadora para eu alcançar meus objetivos. Por ela, planejo minhas ações. Para ela, penso em melhorar continuamente e, com ela, entro em ação todos os dias!

Aos meus *coachees*, que me possibilitam a experiência de ser *coach*!

Agradeço a todos que fazem parte da minha trajetória, minha família linda (Renata, Carol, Nicole e Ricardo) e aos amigos queridos! Vocês me ensinam, muitas vezes são meus modelos e minhas ferramentas para a evolução!

Sou imensamente grata a tudo e a todos!

Jeanne Lima

INTRODUÇÃO

Este livro é sobre um sonho! Quando me tornei *coach*, meu sonho era impactar a vida das pessoas. Este sonho se tornou minha missão de vida: "Como *coach*, impactar o maior número de pessoas para que cada um se descubra, se empodere, se cuide e se ame!".

A princípio pode parecer uma ideia absurda ou romântica, mas eu sinto intuitivamente que existe um elo entre a alma e o autoconhecimento. A ideia deste livro é criar condições para que as pessoas reflitam, questionem, aprendam e possam decidir por quais caminhos podem seguir para uma vida mais saudável de corpo, mente e alma. Nunca há uma só possibilidade, nunca há uma fórmula mágica, nunca há um milagre. O que existe é o poder da decisão!

O poder da decisão é realmente transformador! Seus pensamentos podem te trazer algumas perguntas: sou a pessoa que gostaria de ser? Quem sou eu hoje? O que me impede de ser a pessoa que gostaria de ser? O que gostaria de ser no futuro? E quanto mais perguntas surgirem em sua mente, mais oportunidades virão até você, parceiros com os mesmos valores chegarão, acredite! Este livro reúne grandes profissionais de diferentes áreas da saúde com algo em comum: SINTONIA.

São profissionais que, como eu, estão enxergando mudanças no mundo, e de alguma forma aprendemos juntos que o caminho é desvencilhar a alma do nosso inquilino vaidoso: o EGO. Hoje, sinto e vejo que estamos aqui para saber mais de unidade, apesar de nossa pluralidade. Eu sou parte de você e, sendo assim, é minha missão transformar meus talentos em ações de amor para o maior número de pessoas. Com estes profissionais, elas poderão descobrir a direção em que sempre quiseram ir e que até agora não tinham tido a coragem. Também poderão descobrir qual é a zona de conforto, qual o sabotador, o que falta para entrarem em ação e por que haviam deixado de olhar para dentro de si.

Aproveite cada dica, cada questionamento, cada ensinamento. Leia e releia até ter conseguido fazer desta obra seu manual de sucesso da vida saudável.

Com este livro, quero mexer com suas crenças mais limitantes, quero que se questione, quero que crie seus próprios caminhos. Muitas vezes, nossos dias se tornam automáticos: acordamos, tomamos banho, tomamos café da manhã, vamos trabalhar, voltamos, jantamos e dormimos. E, por consequência, é muito comum terminar o dia com uma sensação de vazio; encerramos todas as nossas tarefas e, no momento de dormir, só pensamos que não estamos satisfeitos com a nossa vida.

Quero que se pergunte: por que é importante um estilo de vida saudável?

"Estilo de vida" é um conceito amplo que inclui a pessoa como um todo e que envolve vários detalhes. Os aspectos do estilo de vida se combinam para influenciar a saúde individual em todas as áreas: física, mental, espiritual e social. Um estilo de vida saudável não é ficar em dieta por três meses e depois voltar para os hábitos antigos. É manter a saúde ótima do seu corpo. Em geral, temos dificuldades para nos adaptar a esse estilo, porém, uma vez que você começa a viver de forma saudável, percebe a grande diferença na sua saúde. Na verdade, podemos não apenas ver, mas também sentir a diferença de levar uma vida saudável.

Por vezes, esquecemo-nos do nosso "corpo", podemos até não tratá-lo como nosso inimigo, mas é certo que não cuidamos dele como nosso amigo. O corpo se torna um estranho. Para trazer saúde a nossa vida tão atribulada, precisamos aprender a nos "reconciliar" com essa parte de nós que ignoramos por tanto tempo. Às vezes, temos a sensação de que o que está faltando, lá no fundo, somos nós próprios, nossa disposição para aproveitar a existência de forma plena, agindo como se ela realmente importasse, vivendo o único momento que temos de fato: o presente.

Vá em frente e aproveite a leitura!

Jeanne Lima

Sumário

1 Dieta metabólica
Abizair Martins Leonel
p. 11

2 O papel do médico na abordagem da obesidade
Breno Nogueira
p. 27

3 Mitos e verdades sobre o emagrecimento no coaching de emagrecimento
Jeanne Lima
p. 39

4 Subjetividade do emagrecimento: desafio da reeducação alimentar
Juliana Ramos de Natale
p. 47

5 Pilates e coaching
Kelli Pereira Tangerino Pena
p. 67

6 Nutrição
Maisa Santana Araujo Spigolon
p. 75

7 Substitutos parciais de refeição
Rodrigo Souza
p. 93

8 Gestão da emoção para o emagrecimento
Rosana Mazzon
p. 107

9 Mitos e verdades no processo de emagrecimento
Rosane Tavares
p. 121

1

Dieta metabólica

Muitas pessoas têm interesse em emagrecer e recorrer a diversos métodos, muitos deles drásticos e não saudáveis. Neste sentido, a dieta metabólica aparece como uma das melhores alternativas saudáveis para auxiliar no emagrecimento. Visto que seu foco é fazer com que o cliente insira em seu cotidiano uma série de condutas simples, que vão de identificar os alimentos que causam alergias e engordam e substituir ao que se adéqua a sua realidade

Abizair Martins Leonel

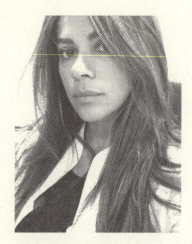

Abizair Martins Leonel

Nutricionista Funcional e Integrativa. Nutricionista Esportiva e fitoterapia Funcional. *Coach* em Emagrecimento, Performance e Longevidade. Terapia Ortobiomolecular e Acupuntura Chinesa. Membro da SBNF. Trabalha com a dieta metabólica para tratamento da obesidade. Ministrou aulas na pós-graduação de Nutriendocrinologia Funcional, do médico Dr. Lair Ribeiro com o tema "Dieta metabólica", que utiliza na sua prática clínica em consultório.

Contatos
abizair.leonel@gmail.com
contatodraabizairleonel@gmail.com
@drabizairleonel

A prescrição da dieta metabólica

Apresento aqui não uma simples dieta, mas um novo modo de vida, isto é, princípios do dia a dia que o farão perder peso com facilidade e rapidez. Incentivo o paciente a seguir duas fases:

1) Detoxificar o organismo (três semanas).

2) Reequilibrar o metabolismo e mantê-lo saudável pelo resto da vida.

O que virá a seguir são receitas e listas de compras capazes de personalizar a dieta metabólica conforme as suas próprias necessidades. Utilizar ervas e se exercitar de maneira inteligente, ao passo que se ingere alimentos saudáveis que dão energia e enviam mensagens aos genes que promovem o emagrecimento. Isso, claro, levando em consideração de que, por se tratar da própria vida, espera-se flexibilidade de quem adota a dieta metabólica, já que não é uma dieta mecanicista, não precisa ser levada com rigidez, mas sim utilizar informações para manter a forma e a saúde.

Duas fases

Nessa fase iniciaremos com uma semana de preparação. Esta semana, para auxiliar a sanar distúrbios alimentares, envolve limpeza e renovação do organismo. Os efeitos são perda de peso, energia, alívio nos sintomas de doenças crônicas, melhora da memória, digestão, sono e alergias. A fase 2 é para a vida toda. Promove equilíbrio de hormônios, sistema imune, metabolismo e energia. (Hyman, 2007)

Nem sempre é possível saber se seu metabolismo está funcionando de forma correta. Quando isso acontece, comemos mais, acumulamos mais gordura em vez de usá-lo como combustível. (Gottfried, 2016)

Integrando os cardápios

Aqui as orientações vão no sentido de combinar cardápios, recomendações de alimentação, sugestão de exercícios, suplementos, técnicas de relaxamento e sessões de sauna seca.

DIETA METABÓLICA
Fase de preparação

Livre-se dos maus hábitos
(uma semana)

O objetivo aqui é se livrar do açúcar, do xarope de milho com alto teor de frutose, das gorduras hidrogenadas, do álcool e da cafeína durante a fase de preparação.

Fase 1: detoxificação do sistema
(três semanas)

A intenção nesta fase é "limpar" a alimentação. Adotar uma dieta com produtos integrais e não processados e eliminar itens os quais se pode ter sensibilidade. Nesta fase, costuma-se perder de 2 a 5 quilos, em que removemos os alimentos alérgenos e introduzimos alimentos curativos.

Fase 2: reequilibre seu organismo e mantenha um metabolismo saudável para sempre
(de quatro semanas ao resto da vida)

Nesta fase, mantém-se o que foi iniciado na fase 1, com a possibilidade de voltar a ingerir alimentos que causam intolerância alimentar. O objetivo de reintegrar esses alimentos à dieta é entender os efeitos que causam na saúde do indivíduo, fazendo-o controlar a quantidade ingerida. O aumento da ingestão de frutas, hortaliças e leguminosas e a redução do consumo de gorduras poderia apresentar algum impacto nos fatores de risco cardiometabólico em mulheres obesas.

Orientações alimentares básicas

Horário das refeições

• **Inclua proteínas no café da manhã todos os dias:** como ovos com ômega 3, um *shake* de proteína, sementes ou nozes.

• **Alimente-se em intervalos de três a quatro horas:** para manter os níveis de insulina e glicose normais.

• **Faça pequenos lanches:** inclua proteínas vegetais, como um punhado de amêndoas ou outro tipo de nozes e sementes, além de uma fruta pela manhã e outra à tarde.

• **Evite comer de duas a três horas antes de dormir:** se você fizer um lanche mais cedo durante o dia, não ficará com fome, mesmo jantando um pouco mais tarde.

• **Controle a carga glicêmica das refeições:** é importante misturar a proteína com gorduras adequadas e carboidratos encontrados, por exemplo, em hortaliças.

• **Para viagens:** castanhas, lascas de coco e barras nutritivas.

Princípios básicos dos alimentos integrais "verdadeiros"

Indico aqui optar por hortifrutigranjeiros e produtos de origem animal orgânico; peixes de águas profundas; alimentos de qualidade ricos em proteínas; ovos com ômega 3; refeições ricas em legumes com baixo teor glicêmico; frutas e hortaliças frescas; hortaliças com baixo teor glicêmico; alimentos anti-inflamatórios; antioxidantes; alimentos detoxificantes; ervas; evitar quantidade excessiva de carne; consumir alho e cebola; fibras; azeite de oliva extravirgem; produtos orgânicos; nozes e sementes e chocolate com pelo menos 70% de cacau.

O alto consumo de alimentos de origem animal está associado ao surgimento crescente de doenças crônicas não transmissíveis (DCNT) no Brasil, como obesidade, diabetes mellitus, doenças cardiovasculares, hipertensão e câncer. (PUCCI; MENEZES; DAMIÃO, 2009).

Reduzir: todos os tipos de comida de má qualidade, a exemplo dos *fast-foods*; alimentos contendo açúcar ou farinha de trigo branca refinada; xarope de milho com alto teor de frutose; adoçantes artificiais; hortaliças com amido de alto teor glicêmico cozidos; sucos de frutas processado; hortaliças em lata ou processados; carnes vermelhas; laticínios; cafeína; álcool.

Exercícios: não é necessário ir à academia para se exercitar. Isso na verdade é se exercitar sem estar se exercitando. O indivíduo pode alterar sua rotina para caminhar com os amigos, jogar bola, praticar jardinagem, o importante é mexer-se.

Ervas e suplementos: não são indispensáveis, mas podem gerar uma qualidade maior na perda de peso e equilíbrio do organismo, mas é necessário descobrir os fabricantes que realmente prezam por uma boa produção. É necessário descobrir: selo de aprovação das ervas por meio das agências do governo; optar por produtos que possuam base científica comprovada; itens limpos, isto é, livres de resinas, corantes, glúten e lactose.

Suporte nutricional básico: uma combinação de um complexo de vitaminas e minerais; suplemento balanceado, de fácil absorção, de cálcio, magnésio e vitamina D; um suplemento de ácido graxo ômega 3.

Uma combinação de um complexo de vitaminas e minerais

Uma mistura de carotenos, vitamina A, vitamina D3, vitamina E, vitamina C, vitamina K1, vitamina B1, vitamina B3, vitamina B6, ácido fólico, vitamina B12, biotina, ácido pantotênico, iodo, zinco, selênio, cobre, manganês, cromo, molibdênio, potássio, boro, vanádio, inositol, colina.

Como criar sua própria cozinha

Para se preparar uma boa alimentação, breve, que facilite o cotidiano, é necessário ter os utensílios corretos. Sugiro: 1) conjunto de facas de boa qualidade; 2) tábuas para corte, 1 frigideira antiaderente, 1 caldeirão para sopa, 1 caçarola para sopa, 1 caçarola média, 1 caçarola grande, 1 chapa de ferro sem teflon, 3 ou 4 assadeiras, 1 processador de alimentos, 1 liquidificador, 1 misturador portátil, 1 termômetro culinário, 1 abridor de latas, 1 moedor de café, 1 pegador de cabo longo, 1 espátula para peixes, 1 espátula de silicone, 1 papel manteiga, 1 conjunto de recipientes medidores, 1 espremedor de laranja e raladores de diversos tamanhos.

Indico que você faça uma lista de compras e eliminar os alimentos não saudáveis é uma boa escolha. É necessário optar por alimentos orgânicos, livres de hormônios e antibióticos. Alguns deles são: aipo, cereja, damasco, espinafre, maçã, melão, morango, pepino, pera, pêssego, pimentão vermelho e verde, uva. Existem outros alimentos não orgânicos, mas que podem ser relativizados para o consumo, como abacaxi, banana e brócolis.

Outra dica é encontrar alimentos que sejam fontes de antioxidantes, ou seja, com "capacidade de absorção dos radicais do oxigênio". Alguns destes alimentos são: feijão-azuki, frutas vermelhas miúdas, feijão-carioquinha, feijão-fradinho, mirtilo, uva-do-monte, alcachofra, amora-preta, ameixa seca, framboesa, morango, maçã *red delicious* e cereja.

Ingerir água é fundamental. Um investimento importante é comprar um purificador de água. E se você costumeiramente compra água mineral, é indicado comprar em recipientes de vidro, haja vista que o plástico libera substâncias químicas na água que podem ser nocivas à saúde humana.

Parte da readaptação é esquecer os seguintes alimentos: gordura hidrogenada, xarope de milho, adoçantes artificiais, álcoois e açúcar, gorduras artificias, corantes artificiais, conservantes, óleos vegetais brominados, heptil-parabeno, hidrolisado de amido hidrogenado, glutamato, propil galato, bromato de potássio, nitrito e nitrato de sódio, sulfitos. Como estes alimentos apenas esporadicamente: farinha de trigo branca refinada, açúcares refinados, gordura animal saturada, álcool.

A cozinha perfeita é uma construção diária, mas você pode facilitar sua integração ao processo se deixar tudo mais equilibrado. Isso porque o ato de cozinhar tem que ser um momento relaxante. Planejar o cardápio com antecedência e ouvir música enquanto cozinha pode tornar tudo um hábito mais confortável.

Evitando armadilhas e desafios comuns

Levando a dieta metabólica para o seu dia a dia, trabalho, escola, festas e reuniões.

Não se pode começar um hábito que se pretende levar para a vida e na primeira viagem cair numa armadilha. Para quem está acostumado com a rotina de se alimentar no trabalho e viajar com frequência, a melhor dica é planejar antes o que vai cozinhar e acondicionar bem o alimento preparado, como, por exemplo, levá-lo num recipiente térmico. Neste sentido, algumas opções de refeições práticas são sugeridas:

1. Café da manhã rápido 1- **Parfait de iogurte:** iogurte comum orgânico, desnatado ou semidesnatado ou iogurte de ovelha, frutas vermelhas frescas ou congeladas, sementes de linhaça moídas, nozes cruas picadas.

2. Café da manhã rápido 2 - **Tubérculos com gorduras:** batata-doce, abóbora, raízes, abacate, amêndoas, fruta fresca da estação.

3. Café da manhã rápido 3 - **Ovos c/ ervas:** ovos com ômega 3 cozidos na noite anterior, fatias de pão 100% integral ou sem glúten, iogurte desnatado, fruta seca da estação. (Hyman, 2007).

Escolhas sábias em restaurantes: não é fácil encontrar tudo o que se precisa para se alimentar em um restaurante. Contudo, para manter o objetivo vale anotar as dicas de Kathie Swift (2014) e sua técnica 3/3/3, que inclui: 1) Agradecer antes de comer; 2) Dar três suspiros profundos e relaxantes antes de começar a se alimentar; 3) Durante os três primeiros minutos da refeição, descanse as mãos no colo pelo menos três vezes e respire de modo relaxado em cada intervalo. É necessário preparar a mente antes de começar a comer, descobrir restaurantes saudáveis e apreciar a culinária étnica, como a oriental (japonesa, tailandesa) e ocidental (italiana, espanhola). Além de ser curioso, fazer perguntas sobre a comida, misturar e combinar itens do cardápio, pedir hortaliças cruas, frutas secas ou azeitonas, solicitar ao garçom que dobre a porção de hortaliças, escolher uma bebida leve e pensar antes de pedir a sobremesa.

Preparando-se para a detoxificação

Neste ponto do processo, o objetivo é eliminar de forma gradual os itens "tóxicos" da dieta, como o açúcar refinado. Será o início do processo de detoxificação e do reequilíbrio do metabolismo. Por isso, durante esta semana da dieta é preciso eliminar totalmente: cafeína, carboidratos processados e refinados, xarope de milho com alto teor de frutose, gorduras e óleos hidrogenados e parcialmente hidrogenados, alimentos processados e embalados, álcool.

Modere o uso se você consome cafeína, por exemplo, ingerir até 2 xícaras ao dia, use chá verde descafeinado e aumente o consumo de água por dia.

Outro desafio é eliminar açúcar e a farinha de trigo branca refinada; se abster desses alimentos pode ser menos difícil se incluído na dieta *shake* de proteína vegetal junto com uma porção de ovos, nozes, sementes e tofu.

Fase 1: detoxifique seu sistema

Essa fase dura 3 semanas e tem o objetivo de reprogramar o metabolismo. Ao passo que na fase 1 são eliminados alimentos que prendem o corpo a alimentos e hábitos que criam padrões nocivos, na fase 2 começará a reintroduzir alimentos, isso porque na fase 1 o desejado também é entender o quanto esses alimentos retirados da dieta afetam o corpo.

Alimentos e ingredientes que devem ser evitados nas duas fases

Retirar qualquer tipo de farinha que não seja integral, açúcar, xarope de milho com alto teor de frutose, adoçantes artificiais, stévia, álcoois do açúcar, corantes artificiais, gordura hidrogenada e parcialmente hidrogenada, óleo de canola e de amendoim, substitutos de gordura, aditivos perigosos e bebidas cafeinadas.

Alimentos permitidos

Frutas: abacate, ameixa, amora-preta, banana, caqui, carambola, uva-do-monte, damasco, figo fresco, framboesa, lima, limão, maçã, mamão-papaia, melancia, melão, morango, nectarina, pera, pêssego, romã, tangerina, uva, frutas vermelhas e laranja. Lembrando que não há quantidade recomendada para esses alimentos, pois contar calorias e carboidratos não é o objetivo dessa fase, e sim reequilibrar e detoxificar o organismo.

Hortaliças: abóbora, abóbora-moranga, abobrinha, agrião, aipo, alcachofra, alface, algas, alho, aspargos, batata-doce, berinjela, beterraba, brócolis, brotos, castanha-d'água, cebola, cenoura, chicória, cogumelos, couve, couve-de-bruxelas, couve-flor, couve-nabo, couve-rábano, endívia, ervilha, ervilha-torta, ervilha partida, escarola, espinafre, funcho, gengibre fresco, milho, nabo, pepino, pimenta fresca, pimentão, pimentões, quiabo, rabanete, raiz de aipo, raiz de bardana, repolho, rúcula, tomate, vagem, verduras.

Grãos (sem glúten): amaranto, arroz integral, arroz-selvagem, milho, painço, quinoa e trigo-sarraceno.

Feijões: feijão refrito vegetariano, feijão-azuki, feijão-branco, feijão-branco miúdo, feijão-de-lima, feijão-fradinho, feijão-mulatinho, feijão-preto, grão-de-bico, iogurte de soja, lentilha, soja e edamame e tofu.

Peixes e frutos do mar: anchova, arenque, bagre, cavala, congro-rosa, linguado, mariscos, mexilhões, ostras, pitu, robalo-riscado, salmão, sardinha, tilápia, truta e vieiras.

Aves: frango, carne branca, do peito, sem pele. Peru, carne branca, do peito, sem pele.

Carne vermelha: cordeiro.

Nozes e sementes: amêndoa, avelã, castanha de caju, castanha-do-pará, coco fresco e desidratado, noz-macadâmia, noz-pecã, pinoli, semente de abóbora, semente de gergelim, semente de girassol, semente de linhaça, semente de soja e *tahine*.

Gorduras e óleos: azeite de oliva extravirgem, azeite-de-dendê, azeitona preta e verde, óleo de abacate, óleo de amêndoa, óleo de gergelim, óleo de nozes, óleo de noz-macadâmia, óleo de semente de abóbora, óleo de semente de uva, óleo de coco e semente de linhaça.

Bebidas: água, chá de ervas e chá verde descafeinado.

Temperos e condimentos: alga *kelp* em pó, caldos orgânicos de legumes e de galinha com baixo teor de sódio, chocolate amargo, farelo de cacau torrado, *garam masala, herbamare,* molho de soja com baixo teor de sódio e sem glúten, pimenta do reino, preta e branca, pó de alga *wasabi,* sal marinho, todos os tipos de temperos e ervas frescos e secos, inteiros ou moídos e urucum.

Alimentos que devem ser evitados

Frutas: frutas em conserva, frutas secas e sucos de fruta.

Grãos e produtos de grãos que contêm glúten: amido de trigo, arroz branco, aveia e farelo de aveia, centeio, cevada, cuscuz (trigo), *durum* (trigo), espelta, farelo de trigo, farinhas de trigo branco, gérmen de trigo, *kamut*, malte e qualquer produto feito com esses grãos.

Feijões: missô.

Laticínios: creme de leite, leite (integral, semidesnatado, desnatado), leite, requeijão cremoso, sorvete e picolé.

Aves: frango e peru com a pele, produtos de aves processados.

Carne de porco: todos os cortes, frescos e processados, bacon, presunto e salsicha.

Frios: todas as carnes processadas, vísceras (miúdos).

Gorduras e óleos: óleos de amendoim e canola.

Temperos e condimentos: molhos de soja e tamari acrescidos de trigo, produtos artificiais para realçar o sabor. Temperos que não sejam ervas nem condimentos integrais ou moídos, como é o caso de molhos comprados prontos.

Bebidas: achocolatados, álcool (todos os tipos), bebidas (refrigerante), bebidas maltadas, chás instantâneos, refrigerantes comuns e *diet*, sucos de fruta.

Segue a lista de compras da fase 1 para uma semana

Hortaliças: agrião, 2 maços; aipo, 1 maço; alface-romana, 1 unidade pequena; alho, 5 cabeças; aspargos, 1 maço; azeitona, 20 verdes, 10 pretas; batata-doce, 2 unidades; brócolis comum, 1 unidade; brócolis-americano, 1 unidade; broto de feijão, 50 g; cebola, 5 unidades brancas, 2 roxas; cebolinha verde, 1 maço; cenoura, 2 pacotes de cenoura-*baby* orgânica; couve-flor, 1 unidade pequena ou 700 g; endívia, 1 unidade; alecrim, salsa, coentro, estragão, 1 maço de cada; ervilha da vagem, 60 g; espinafre, 250 g; folhas mistas, 1 quilo; gengibre fresco, 1 pedaço de 7 centímetros; pepino, 4 unidades; pimentão vermelho, 2 unidades; rabanete, 1 unidade pequena; rúcula, 250 gramas.

Frutas: abacate, 3 unidades; banana, 2 unidades; coco, 1 fatia; figo, 5 unidades; frutas vermelhas qualquer tipo, 1,5 quilo; laranja, 2 unidades; lima, 3 unidades; limão, 4 unidades; maçã, 3 unidades; pera, 2 unidades; pêssego, 2 unidades.

Nozes e sementes: amêndoa, 250 gramas; avelã, 125 gramas; castanha, 125 gramas; castanha-do-pará, 125 gramas; noz, 250 gramas; pinoli, 20 gramas; semente de gergelim, 250 gramas; semente de linhaça, 500 gramas.

Carnes, peixes e aves: 1 peito de frango, 500 gramas; 1 peito de peru, 170 a 250 gramas; linguado, 250 gramas; lombo de cordeiro, 500 gramas; salmão, 250 gramas.

Congelados: camarão graúdo cozido, 250 gramas; *mix* de frutas vermelhas congeladas, 300 gramas.

Produtos de soja orgânicos: iogurte de soja, 250 ml; leite de soja, 4 litros; tofu firme; tofu macio.

Grãos integrais: amaranto, 500 gramas; arroz integral, 500 gramas; arroz-selvagem, 500 gramas; quinoa, 700 gramas; trigo-sarraceno, 500 gramas; torradas de pão de linhaça, 1 pacote; tortilhas integrais ou de grãos germinados, 1 pacote.

Fase 2: reequilibre seu metabolismo e mantenha-o saudável pelo resto da vida

Esse será o passo rumo à saúde, em que se reeduca o metabolismo, reequilibra os hormônios e as moléculas que controlam o apetite, acalma o sistema nervoso, reduz inflamações e o estresse oxidativo e acelera a detoxificação. O foco está em alimentos que aceleram o metabolismo e agradam ao paladar. Aqui o convite não é entrar numa dieta, mas reeducar o metabolismo tendo como efeito colateral o emagrecimento sem esforço. (COSTA, MARIA CECÍLIA, 2014)

Reintroduzir os alimentos

Depois de retirar diversos alimentos na fase 1 é possível perceber que houve uma diminuição em alergias e inflamações. Reintroduzi-los à alimentação pode provocar sintomas de alergias, como congestão nasal e dor de cabeça. É preciso monitorar a aparição desses sintomas pelas próximas 12 semanas no sentido de afastar-se deles por um bom tempo ou consultar um médico ou nutricionista para consultar a possibilidade de voltar a consumir esses alimentos. Vale lembrar que os sintomas podem reaparecer até 48 horas depois de reintroduzi-los à dieta.

A dieta metabólica vem no sentido de criar um autoconhecimento do que funciona ou não com o próprio corpo.

Alimentos permitidos

Agora é hora de finalmente consolidar uma alimentação com grande variedade de alimentos orgânicos, integrais e não processados.

Frutas: desidratadas, sucos de frutas frescas, sem açúcar.

Grãos integrais contendo glúten: aveia em flocos e farelo de aveia, centeio integral, cevada integral, espelta (trigo), farelo de trigo, gérmen de trigo cru, grãos de trigo, kamut, trigo integral, trigo integral germinado, trigo para quibe (bulgur) e triticale.

Feijões: missô.

Carne vermelha (orgânica): filé sem gordura e lombo sem gordura.

Gorduras e óleos: azeite de oliva extravirgem, azeite-de-dendê, azeitona preta e verde, óleo de abacate, óleo de amêndoa, óleo de gérmen de trigo, óleo de gergelim, óleo de nozes, óleo de noz-macadâmia, óleo de semente de abóbora, óleo de semente de uva, óleo de coco e semente de linhaça.

Laticínios (opte pelos orgânicos): creme de leite, iogurte, leite (semidesnatado, desnatado), leite e queijo de cabra e ovelha, queijo (todos os tipos não processados) e requeijão.

Ovos: com ômega 3.

Adoçantes: xilitol, stévia 100% natural.

Álcool: um *drink* de três a quatro vezes por semana é permitido. Aqui estão algumas medidas que correspondem a um *drink*: 120 a 150 ml de vinho, 40 ml de destilados, 350 ml de cerveja ou 450 ml de cerveja sem álcool.

Alimentos que devem ser evitados

Grãos: arroz branco, produtos que não sejam feitos com grãos 100% integrais e produtos feitos com farinha branca.

Aves: aves com pele, produtos processados feitos com carne de ave.
Carne vermelha: que não seja orgânica.
Carne de porco: *bacon*, presunto e salsicha.
Carnes especiais: todas as carnes processadas, fígado e outras vísceras.
Bebidas: com frutas e ponches de fruta, chás instantâneos, refrigerantes.

A seguir sugiro um cardápio como exemplo do que pode ser consumido para um dia:

Plano alimentar
**Esquema alimentar antioxidante e anti-inflamatório e
modulação do estresse**

Refeição	Alimentos
Ao acordar	Suco verde orgânico 200 ml.
Desjejum	50 g de carboidrato + 50 g de proteína. Crepe (duas colheres de sopa de farinha de amêndoas + 1 ovo + duas colheres de sopa de frango desfiado ou muçarela de búfala ou queijo de cabra/ovelha + tomate picado temperados com salsinha, cebolinha, tomate, orégano). Ou crepe de banana + ovos + banana + banana verde + canela e óleo de coco, frigideira. Ou omelete e batata-doce ou cará. Ou ovo cozido com frutas picadas. CAFÉ PURO COM CANELA/ xilitol.

Colação	200 ml de suco de rosa com colágeno.
Almoço	50 g de carboidrato + 150 g de proteína. Peixe Ou frango Ou ovo Ou camarão Ou bacalhau Ou *sashimi* Ou suíno Ou carneiro Ou caranguejo. Carboidratos (verduras ou legumes ou tubérculos ou leguminosas). Folhas – LIVRES.
Colação	Chás diuréticos.
Lanche 16 h	60 g de carboidrato + proteína livre. Banana com aveia e canela amassada + peito de frango. Ou crepioca de queijo e atum com banana. Ou tapioca com omelete com carne moída. 1 fatia de pão sem glúten com omelete. Fruta + omelete.
Jantar	100 g de proteína + salada. Salada à vontade (alface, vegetais folhosos em geral, berinjela, abobrinha, chuchu, tomate [até 2 por dia], couve, couve-flor, brócolis, rabanete, cheiro verde, pimentão, pepino, picles, repolho, acelga, cebola, alho-poró).
CEIA Opcional	20 g de nozes ou pistache ou abacate com canela.

Referências

GOTTFRIED, s. *21 Dias: perca peso e melhore o seu metabolismo em 3 semanas.* São Paulo: Paralela, 2016.

HYMAN, a. M. *Ultrametabolismo.* Rio de janeiro: sextante, 2007.

PUCCI, n. D.; Menezes, f. L.; Damião, a. O. M. C. *Clínica médica, volume 4: doenças do aparelho digestivo, nutrição e doenças nutricionais.* In: MARTINS, m. A. Et al. (Org.). Barueri, sp: Manole, 2009.

SWIFT, k. M.; Hooper, j. *The swift diet: 4 weeks to mend the belly, lose the weight, and get rid of the bloat.* Nova york: hudson street press, 2014.

COSTA, Maria Cecília; BRITO, Luciara Leite e LESSA, Inês. *Práticas alimentares associadas ao baixo risco cardiometabólico em mulheres obesas assistidas em ambulatórios de referência do sistema único de saúde,* 2014.

2

O papel do médico na abordagem da obesidade

A obesidade sob a ótica do médico, com o objetivo de fazer o leitor entender melhor por que é tão difícil perder peso e a importância do diagnóstico precoce e tratamento adequado. O capítulo é dividido em sete tópicos: introdução, diagnóstico, causas da obesidade, causas da perpetuação da obesidade, complicações, tratamento e conclusão

Breno Nogueira

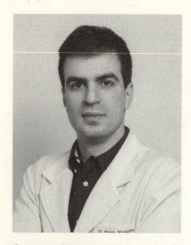

Breno Nogueira

Graduado em Medicina pela UFMG. Residência Médica reconhecida pelo MEC em Cirurgia Geral no Hospital Governador Israel Pinheiro/IPSEMG e em Endoscopia Digestiva no Hospital da Polícia Militar de Minas Gerais. Pós-Graduação em Nutrologia pela Associação Brasileira de Nutrologia/ABRAN. Formação em *Coaching* de emagrecimento pelo método MARMA. Pós-graduando em Nutrologia pela EMESCAM.

Contatos
contato.drbreno@gmail.com
Instagram: Dr Breno Nogueira
(31) 99165-3805

Introdução

Obesidade e sobrepeso não são termos criados aleatoriamente. São definições baseadas em alguns parâmetros formulados através de vários estudos. Esses estudos apontam para o aumento do risco de morte e do desenvolvimento de doenças naqueles indivíduos que se enquadram nos critérios diagnósticos. Obesidade é a doença metabólica mais frequente no mundo e o número de pessoas acima do peso está crescendo rapidamente.

O número de obesos dobrou em mais de 70 países e aumentou continuamente na maioria dos demais, desde 1980. Segundo o novo relatório da Organização das Nações Unidas para Alimentação e Agricultura (FAO) e da Organização Pan-Americana de Saúde (OPAS), mais da metade da população brasileira está com sobrepeso, e a obesidade já atinge 20% dos adultos. Esse mesmo relatório revela que o sobrepeso em adultos passou de 51,1% em 2010 para 54,1% em 2014.

A tendência de aumento também foi registrada na avaliação nacional da obesidade, que apontou uma elevação de 17,8% para 20% da população com diagnóstico de obesidade entre 2010 e 2014, sendo a maior prevalência entre as mulheres. Segundo esse documento houve também elevação do sobrepeso infantil, com uma estimativa de que 7,3% das crianças menores de cinco anos estão acima do peso. Essa mudança no perfil da população é atribuída a vários fatores, dentre eles a urbanização e a mudança nos padrões de consumo.

Diagnóstico de obesidade e sobrepeso – Quando devemos considerar que uma pessoa está acima do peso?

O critério mais usado para diagnóstico de obesidade e sobrepeso é o índice de massa corporal (IMC), calculado através da divisão do peso em quilogramas pela altura em metros elevada ao quadrado (kg/m^2). O IMC é um bom indicador, entretanto, não reflete a distribuição da gordura corporal e não distingue massa gorda de massa magra. Em decorrência disso, pode ser menos preciso em indivíduos idosos (devido à perda de massa magra) e superestimado em indivíduos musculosos. Além disso, pessoas com o mesmo IMC podem ter diferentes níveis de gordura visceral, devido à variação das proporções corporais de acordo com o sexo, idade e etnia.

Tabela 1 – Classificação internacional da obesidade segundo o índice de massa corporal (IMC) e risco de doença (Organização Mundial da Saúde) que divide a adiposidade em graus ou classes.

IMC (Kg/m²)	Classificação	Obesidade grau/classe	Risco de doença
<18,5	Magro ou baixo peso	0	Normal ou elevado
18,5-24,9	Normal ou eutrófico	0	Normal
25-29,9	Sobrepeso ou pré-obeso	0	Pouco elevado
30-34,9	Obesidade	I	Elevado
30-39,9	Obesidade	II	Muito elevado
≥40,0	Obesidade grave	III	Muitíssimo elevado

Fonte: World Health Organization.

*O Ministério da Saúde aceita que no idoso o IMC normal varie de >22 a <27 kg/m².
**Em crianças e adolescentes são utilizados outros parâmetros para diagnóstico do sobrepeso e obesidade.

A medida da distribuição de gordura é importante na avaliação de sobrepeso e obesidade porque a gordura visceral (intra-abdominal) é um fator de risco potencial para a doença, independentemente da gordura corporal total. Portanto, o recomendado é que o IMC seja usado em conjunto com outros métodos de determinação da gordura corporal. A medida da circunferência abdominal é um bom parâmetro para estimar a gordura visceral. A partir do ponto corte estabelecido (Tabela 2).

Tabela 2 – Circunferência abdominal, o paciente apresenta risco aumentado para doenças cardiovasculares.

Obesidade visceral Medidas de circunferência abdominal (cm) conforme a etnia	Homem	Mulher
Europídeos	≥ 94 cm	≥ 80 cm
Sul-africanos, Mediterrâneo Ocidental e Oriente Médio	≥ 94 cm	≥ 80 cm
Sul-asiáticos e chineses	≥90 cm	≥ 80 cm
Japoneses	≥90 cm	≥85 cm
Sul-americanos e América Central	≥90 cm	≥ 80 cm

Fonte: International Diabetes Federation.

Outras medidas usadas para avaliação do risco de complicações associadas ao excesso de gordura corporal são a relação cintura-quadril e a relação cintura-estatura. A massa muscular e a gordura corporal também podem ser estimadas pelas medidas de pregas cutâneas e das circunferências do braço, da coxa, do pescoço e da panturrilha.

Dentre os métodos que utilizam aparelhos para avaliar a composição corporal, a bioimpedanciometria tem sido o mais utilizado pela praticidade e baixo custo; assim como pela sua eficácia bem estabelecida.

Causas da obesidade – Por que algumas pessoas engordam e outras não ? A obesidade é um distúrbio do equilíbrio energético de causa complexa e resultante da interação de fatores genéticos, ambientais e comportamentais.

Existem raras síndromes associadas ao ganho de peso que são causadas por alterações em um único gene; entretanto, a forma de obesidade mais comum é chamada de poligênica, ou seja, provocada por alterações em vários genes.

O metabolismo energético e a resposta ao excesso de gordura corporal são coordenados por informações presentes no nosso código genético; fazendo com que alguns indivíduos apresentem maior facilidade para acúmulo de gordura e maior dificuldade para perder peso. Apesar disso, o indivíduo com genética favorável à obesidade não necessariamente será obeso, pois fatores relacionados ao comportamento e aos estímulos ambientais podem compensar o peso da genética.

Os fatores comportamentais são de extrema importância, pois têm forte influência no estilo de vida e no sistema de prazer e recompensa. O estilo de vida saudável, além de influenciar nas escolhas alimentares e na prática de atividade física, tem grande repercussão na qualidade do sono, que é fundamental para o equilíbrio do metabolismo energético.

Com o passar do tempo, nosso organismo vai se tornando cada vez mais econômico para se adaptar à diminuição da força e da mobilidade que ocorre com o envelhecimento. Esse processo é melhor compreendido se imaginarmos o homem nos seus primórdios, quando necessitava caçar seu alimento e fugir de predadores. O organismo de um homem mais velho tem maior capacidade de armazenar energia e menor gasto metabólico; desta forma, não necessita da mesma quantidade de comida que um homem jovem para manter seu metabolismo basal. Com os avanços tecnológicos, o mecanismo que ajudava o homem a otimizar seu gasto energético se tornou um elemento crucial no processo de ganho de peso, devido ao sedentarismo e ao aumento da oferta calórica do mundo moderno.

As várias fases da vida também podem ter influência sobre o peso, como a adolescência, a gestação e o período após a menopausa. Outro fator associado à obesidade é o uso de alguns medicamentos que apresentam como efeito colateral o ganho de peso.

Com o avanço das pesquisas, surgem cada vez mais fatores envolvidos na gênese da obesidade que pode ser influenciada até mesmo pela composição da flora bacteriana intestinal.

Embora em menor frequência, a obesidade pode ser consequência de doenças endócrinas e distúrbios psiquiátricos como hipotireoidismo, deficiência de hormônio de crescimento, hipercortisolismo, lesões hipotalâmicas, transtorno de compulsão alimentar e síndrome do comer noturno. Desta forma, estas patologias devem ser investigadas nos pacientes acima do peso.

Causas da perpetuação da obesidade – Por que muitas pessoas não conseguem perder peso mesmo reduzindo a quantidade de alimento consumido?

O funcionamento do nosso organismo é regulado por mecanismos complexos que interagem entre si, estimulando e inibindo reações metabólicas. Tais reações ocorrem em resposta aos estímulos externos e são orientadas por comandos determinados pelo nosso código genético. No caso da obesidade, o principal estímulo externo é a hiperalimentação, com consequente acúmulo de gordura nas células. Esse evento parece desregular o nosso mecanismo de equilíbrio energético, provocando um estado inflamatório no organismo. A partir desse ponto, o acúmulo e o consumo de energia passam a funcionar de forma diferente e a maneira como o nosso corpo responde às alterações está relacionada às informações contidas nos nossos genes. Esses fatores em conjunto irão determinar de que forma a gordura será armazenada no nosso corpo, o que influenciará no desenvolvimento das doenças associadas à obesidade e na dificuldade de perder peso. Entenda, após reduzir a quantidade de alimento ingerido, o organismo de um paciente obeso pode interpretar essa situação como um momento de escassez de comida e diminuir seu metabolismo basal. Desta forma, o gasto energético para manutenção das funções vitais será menor, compensando a redução da ingestão de calorias. Por isso, muitas pessoas não conseguem perder peso, mesmo reduzindo a quantidade de alimento ingerido. Muitos dos genes envolvidos nestes mecanismos não exercem influência significativa sobre o nosso metabolismo energético até serem despertados pelo excesso de gordura corporal inicialmente descrito.

Após o estado inflamatório provocado pela obesidade, o funcionamento do metabolismo pode sofrer grandes variações influenciadas pela idade, massa muscular, gordura corporal, informação genética e oferta de alimentos.

Complicações – Quais os efeitos e as consequências da obesidade no nosso organismo?

A obesidade está associada a uma série de doenças e eventos adversos (Tabela 3) que surgem em decorrência das alterações metabólicas e da sobrecarga mecânica provocadas pelo ganho de peso.

Tabela 3 – Doenças inter-relacionadas à obesidade

Hipertensão arterial sistêmica
Doença arterial coronariana
Insuficiência cardíaca
Varizes e edema de membros inferiores
Doença hemorroidária
Doença tromboembólica
Acidente vascular cerebral
Doença do refluxo gastroesofágico
Esteatose hepática
Colelitíase
Apneia obstrutiva do sono
Asma
Estrias
Acantose nigricans
Hipertricose
Intertrigo
Diabetes mellitus tipo 2
Gota e hiperuricemia
Hiperlipidemia

Disfunção sexual
Infertilidade
Osteoartrose de joelho, quadril e coluna
Esporão de calcâneo
Alterações posturais
Neoplasias: endométrio, vesícula biliar, mama, esôfago, cólon, rim
Perda de mobilidade
Aumento do risco cirúrgico e anestésico
Doença renal crônica

Tabela 4 – Repercussões sobre a gestação, parto e puerpério

– Maior risco de diabetes mellitus gestacional, parto pós-termo e infecções urinárias
– Maior probabilidade de parto prolongado e de cesariana
– Maior risco de hospitalização prolongada e infecção puerperal
– Maior risco de macrossomia fetal (feto acima do peso) e maior probabilidade do filho desenvolver obesidade na vida adulta

Tratamento – Quais as opções para tratar o paciente obeso?

O foco principal do tratamento é a modificação do estilo de vida com ênfase na alimentação e atividade física. A mudança dos hábitos de forma permanente não é fácil e geralmente o paciente necessita de uma abordagem específica, que pode ser feita com ajuda de psicoterapia, *coaching*, terapia cognitivo-comportamental e outros métodos que visam a mudança de comportamento.

O tratamento medicamentoso, o balão intragástrico e a cirurgia bariátrica são outras formas de abordagem terapêutica da obesidade, as quais são indicadas e executadas pelo médico, mas não devem ser adotadas na ausência da modificação do estilo de vida.

Tratamento medicamentoso: indicado quando ocorre falha na perda de peso com o tratamento não farmacológico no paciente com IMC maior ou igual a 30 kg/m2; ou IMC maior ou igual a 25 kg/m^2 na presença de comorbidades. Os medicamentos aprovados no Brasil são: Sibutramina, Orlistate, Liraglutida e Lorcaserina. Recentemente, foi sancionada a lei que libera o uso dos agentes catecolaminérgicos (Mazindol, Anfepramona e Femproporex) para o tratamento da obesidade, os quais estavam suspensos pela Anvisa desde 2011. Com exceção do Orlistate, que age no intestino, reduzindo a absorção da gordura alimentar, os demais medicamentos têm ação no sistema nervoso central inibindo o apetite ou aumentando a saciedade. Como esses fármacos não são isentos de efeitos adversos e contraindicações, a sua prescrição deve ser feita de forma criteriosa e o paciente deve ser acompanhado continuamente pelo médico para garantir bons resultados e evitar desfechos indesejados.

Existem medicamentos indicados para o tratamento de outras doenças e sintomas, que apresentam como efeito colateral a perda de peso, entretanto, não há indicação formal em bula para o uso no tratamento de obesidade. A utilização desses medicamentos sem indicação formal em bula é ético quando houver evidência de potencial benefício para o tratamento da doença e quando a terapia padrão não atingir seu objetivo. Os fármacos mais usados com este propósito na abordagem do ganho de peso são: fluoxetina, topiramato, bupropiona metformina e lisdexanfetamina.

Balão Intragástrico: este tratamento é feito através da introdução de um balão no estômago por endoscopia. Após ser posicionado, o balão é preenchido com ar ou água, ocupando um espaço significativo na câmara gástrica. Atualmente, os balões mais utilizados podem permanecer no estômago por um período de 6 a 12 meses, sendo retirados também por via endoscópica. Durante esse tempo, a sensação de saciedade provocada pelo balão possibilitará ao paciente a redução de ingestão calórica. Além disso, a rápida perda ponderal nos primeiros meses é um fator de incentivo para o paciente estabelecer a mudança de comportamento. Nos primeiros 3 a 5 dias após a colocação do balão, o paciente costuma apresentar náuseas, vômitos e desconforto abdominal. Após esse período de adaptação, o indivíduo pode voltar às suas atividades habituais, respeitando a dieta adequada para cada fase do tratamento.

A perda de peso estimada com o balão intragástrico varia de 10 a 20% do peso inicial, sendo indicado para pacientes com IMC > 27 e obesos classe I sem comorbidades. É também indicado para pacientes com obesidade acentuada para melhorar suas condições antes da cirurgia bariátrica. Os pacientes com indicação de cirurgia bariátrica que não querem se submeter a tal procedimento são candidatos ao balão, entretanto, os resultados são menos expressivos. O balão intragástrico está contraindicado para pacientes com hérnia hiatal volumosa e com cirurgia prévia no estômago.

Cirurgia bariátrica: o tratamento cirúrgico é indicado para pacientes de 18 a 65 anos, com IMC maior que 40 kg/m² ou IMC maior que 35 kg/m² associado a comorbidades graves relacionadas à obesidade e sem sucesso no tratamento clínico feito de forma adequada. Nos indivíduos acima de 65 anos, a indicação dependerá de uma avaliação específica, considerando os riscos e os benefícios do procedimento.

Os mecanismos envolvidos na perda de peso causada pela cirurgia podem ser restritivos (diminuição do volume da câmara gástrica) e disabsortivos (isolamento de uma parte do intestino delgado para evitar a absorção do alimento e, consequentemente, de calorias). Outro mecanismo descrito é a alteração da produção de substâncias envolvidas no controle da fome e saciedade, que ocorre após interromper o contato de porções do trato gastrointestinal com os alimentos ingeridos.

Os tipos mais comuns de cirurgias bariátricas realizadas no Brasil são: a derivação gastrojejunal em Y-de-Roux (*bypass* ou cirurgia de Capella), que é restritiva e disabsortiva; e a gastrectomia vertical ou manga gástrica (*Sleeve*), que é restritiva. Esses procedimentos geralmente são realizados através de videolaparoscopia e, quando bem indicados e realizados por equipes experientes, apresentam excelentes resultados com baixo índice de complicações graves.

A perda de peso estimada após a cirurgia é cerca de 40% do peso inicial. Após a cirurgia, o paciente deve ser acompanhado de forma contínua a fim de evitar as complicações crônicas relacionadas à deficiência na absorção de vitaminas e minerais. Apesar de ser um procedimento invasivo, a cirurgia não é o tratamento definitivo para obesidade. A mudança de estilo de vida é fundamental para sustentar os bons resultados.

O procedimento está contraindicado para pacientes com distúrbios psiquiátricos graves, dependência ao álcool ou às drogas ilícitas e condições clínicas que aumentam muito o risco cirúrgico.

Conclusão

A obesidade é uma doença crônica e de difícil tratamento devido à diversidade de sistemas, órgãos e substâncias envolvidas na sua origem e perpetuação. O tratamento deve ser sempre multidisciplinar e contínuo. Tendo em vista a complexidade da obesidade, é de extrema importância identificarmos os indivíduos propensos ao ganho de peso antes que atinjam o excesso de gordura corporal. É importante ressaltar que o objetivo do médico não é condenar o excesso de peso, mas sim conscientizar as pessoas de que o acúmulo de gordura corporal vai além de aspectos estéticos. Os riscos de eventos adversos estão sim aumentados no paciente obeso; entretanto, não devemos radicalizar, pois é impossível eliminarmos todos os riscos à nossa saúde que irão surgir ao longo da vida. O papel do médico na abordagem da obesidade é proporcionar a compreensão dos mecanismos e riscos envolvidos no ganho de peso, e apresentar as opções de tratamento, para que o próprio paciente escolha como lidar com a saúde, considerando sua vontade, motivação e individualidade.

Referências
1. *Tratado de obesidade.* 2 ed. Editora Guanabara Kogan, 2015. 2106 pág.
2. *Tratado de nutrologia.* 1 ed. Editora Manole, 2013. 580 pág.
3. *Nutrição moderna de Shils na saúde e na doença.* 11 ed. Editora Manole, 2016.1641 pág.
4. *Sleisenger and Fordtran's Gastrointestinal and Liver Disease.* 10 Th Edition, 2016. 2370 pág.
6. *Diretrizes brasileiras de obesidade.* 4 ed. ABESO, 2016. 188 pág.
5. *Health effects of overweight and obesity in 195 countries over 25 Years.* The New England Journal o f Medicine. June, 2017. 15 pág.

3

Mitos e verdades sobre o emagrecimento no *coaching* de emagrecimento

Você possui um medo secreto de não conseguir ter a vida desejada? Se conhece o suficiente para decidir aonde quer chegar? O primeiro passo é descobrir quais são os mitos e as verdades deste processo inovador do *Coaching de Emagrecimento Método Marma*. Neste capítulo, suas dúvidas serão esclarecidas. Com as informações corretas, ganhará força e foco para trilhar sua jornada rumo a uma vida saudável

Jeanne Lima

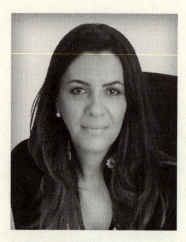

Jeanne Lima

Coach pela Behavioral Coaching Institute (EUA). Autora da Metodologia Marma, específica para *Coaching* de Emagrecimento. *Trainer* da Formação de Coaching de Emagrecimento Método Marma para profissionais da área da Saúde. Coautora nos livros*: Coaching - Aceleração de resultados e do Novo manual de coaching* da Editora Literare Books International. Ganhadora do Prêmio Excelência e Qualidade Brasil pela Braslider em 2017, pela criação do Método Marma para o *Coaching* de Emagrecimento.

Contatos
www.coachingmarma.com.br
jeannelima@marmaduk.com.br
Instagram: Coach Jeanne
Whatsapp: (11) 99608-6604

Cada vez mais nossa sociedade está se perguntando o que podemos fazer para combater a obesidade. Mais da metade da população brasileira com mais de 18 anos tem sobrepeso (51%) e 17% são obesos, o que representa um a cada seis indivíduos. O aumento desde 2006, quando começou a análise do Ministério da Saúde, foi de oito pontos percentuais para o sobrepeso e de seis para a obesidade. O sobrepeso atinge mais os homens (54,4%) do que as mulheres (48,1%). Na obesidade, ocorre o oposto: 18% das mulheres e 16% dos homens sofrem com os problemas.

Hoje, mais de 40% das empresas norte-americanas já implementaram programas de redução de obesidade. Outras 24% planejam oferecer o benefício. Os dados são de pesquisa realizada pelo The Conference Board, intitulada *Weights and measures: what employers should know about obesity*. No Brasil, porém, de acordo com o presidente da ABQV (Associação Brasileira de Qualidade de Vida), Alberto Ogata, ainda são poucas as empresas que ressaltam a importância da qualidade de vida dos funcionários com obesidade. No Fórum Mundial, em Davos, se discutiu que as empresas vão precisar aplicar esse trabalho nos funcionários, o que é algo estratégico.

Por outro lado, sabemos que vamos viver mais. Você sabia que a expectativa de vida das pessoas aumentou mais nos últimos 50 anos do que nos cinco mil anos anteriores? Quando nasci, há 49 anos, a expectativa de vida ficava próxima dos 60 anos. Hoje, já se fala em 80 anos. Foram praticamente 20 anos em quase 40. Mas qual a qualidade desta vida? O que estamos fazendo para ter mais qualidade de vida? Estamos nos superando?

Superamos muitas coisas, passamos por outras tantas em nossas vidas. Não quero me prender aos fatos, rememorar os obstáculos, minha intenção é entender esse conceito. Podemos analisar a superação como um jogo de palavras que nos diz super + ação. Uma super ação, que normalmente gera um resultado diferenciado, acima da média. Uma super ação é necessária quando encontramos obstáculos que desafiam a nossa crença de quanto somos capazes de realizar, situações que acabamos por experimentar em nossas vidas, dos mais diversos tipos e nos mais variados momentos.

Nosso primeiro sabotador são sempre as crenças limitantes relacionadas a valor pessoal, autoestima, autoimagem, autoconfiança, merecimento, pertencimento, talentos, missão de vida... Elas limitam nossa liberdade de movimento na direção de nossos objetivos para termos uma vida com significado e propósito, produtividade, prosperidade e sucesso. Essas crenças limitantes são sabotadores tão poderosos que podem impedir por toda vida que uma pessoa cheia de possibilidades seja livre para explorar seu potencial, mantendo-a como vítima longe de seus sonhos e reais possibilidades de realização.

Paralisa e nos amedronta diante dos desafios. Cristalizadas e potentes, impedem que a pessoa avance, bloqueia toda capacidade de ação nas áreas relacionadas a essas crenças para preservar o indivíduo dos riscos potenciais para o conforto emocional e racional que ele quer garantir.

Precisamos nos perguntar: o que nos limita é real ou imaginário? Somente a busca pelo autoconhecimento e o desenvolvimento pessoal pode trazer a resposta a essa pergunta. É questionando os enganosos limites, enfrentando os desconfortos e agindo que construímos novas crenças, dessa vez libertadoras e estruturadas em fatos reais, capazes de gerar contínuas conquistas e cenários de produtividade, prosperidade, transformando a vida e trazendo resultados extraordinários.

Outro sabotador muito conhecido é nossa zona de conforto! Para sair dela e termos clareza em relação às metas e objetivos das nossas vidas, precisamos elaborar um projeto de vida nos comprometendo intimamente a buscar recursos para alcançá-lo. Mudar é um desafio, mas buscando processos de desenvolvimento pessoal e profissional e estratégias inteligentes é possível alterar o estilo de vida e conquistar um cenário de sucesso.

E por fim, o mais poderoso sabotador, que é a ilusão de uma atividade sem foco. Esse sabotador pode deixar uma pessoa em movimento durante anos, até por uma vida inteira, sem obter resultados e sem identificar os pontos cegos que ela não consegue perceber e que estão na falta de foco em resultados.

Atividade sem resultados não é produtividade e não constrói avanços e conquistas, pois é desprovida de coerência com um alvo a conquistar. Nesse contexto, a gestão da vida está intimamente ligada à maturidade em relação ao desenrolar da vida em uma determinada direção, na gestão do tempo, para que se tenha uma perspectiva de resultados, e na gestão da produtividade para garantir os resultados concretos.

Vida sem propósito e sem missão é movimento sem produção, é vida sem alma, é trabalho sem criação.

Minha missão aqui neste livro é mostrar que você pode ser o melhor caminho para o seu desenvolvimento. Levar a experiência das várias áreas da saúde, com as metodologias participativas na construção do conhecimento, para juntos nos tornarmos nossa melhor versão, construindo caminhos que facilitem não só a nossa sobrevivência no próximo milênio, mas principalmente o sucesso da humanidade.

Acredito em todas as revoluções que estão ocorrendo, naquilo que têm de positivo, pois possuem tudo o que é preciso para que se possa realizar a sua própria revolução, a interior. Isso significa ver que as coisas no mundo estão mudando e devemos nos colocar na posição de protagonistas, de agentes dinâmicos impulsionadores dessas mudanças. É assim que vamos contribuir para melhorar nossa vida e a vida de nossos filhos.

O que é Processo de *Coaching* de Emagrecimento Método Marma?

É um processo no qual são trabalhadas questões como desequilíbrios alimentares, mudança de identidade de "ser gordo(a)", a reconstrução da autoimagem, desidentificação de padrões familiares etc.

Por meio de técnicas oriundas da PNL, da Filosofia, da Psicologia Positiva, e de outras, no processo de *coaching* aplicado à desestruturação da obesidade, o indivíduo poderá identificar e alterar as raízes emocionais que inconscientemente o levam ao aumento de peso, ou alimentam seu processo de dependência ao ato de comer e, o mais importante, poderá compreender e modificar a estrutura emocional que o impede de emagrecer, traçar metas, reprogramar estruturas e modificar crenças de modo a conquistar rapidamente uma boa forma física e recuperar a saúde e a autoestima.

Então passará a perceber, em apenas algumas poucas sessões, mais facilidade para estabelecer uma dieta e, consequentemente, perder peso pela mudança de seu padrão comportamental como reflexo da alteração de sua estrutura emocional e padrão de crenças.

O modelo sistêmico da metodologia MARMA® faz com que o *coachee* que está no ponto A (situação atual) chegue ao ponto B (situação desejada), definindo uma direção e um plano, criando recursos, desenvolvendo novas competências e avaliando situações.

Mobilização **A**valiação **R**esolução **M**apa **At**enção

A metodologia MARMA® possui elementos para garantir o desenvolvimento do processo de *coaching* e propiciar um círculo virtuoso de ação contínua. Planejamos o processo para criar novas competências que garantem o cumprimento das metas.

Pesquisa feita com mais de 2.000 pessoas atendidas pelo Método Marma deram os seguintes resultados:

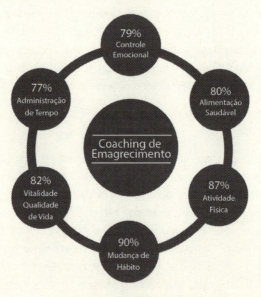

Fonte: MARMADUK CONSULTORIA EM RH - 2015.

Mitos sobre o coaching de emagrecimento:

1. Com o processo de *coaching* vou poder comer o que eu quiser!
2. Quem está muito acima do peso não adianta fazer *coaching* de emagrecimento, só vai emagrecer se tomar remédios!
3. O *coaching* de emagrecimento é um modismo!
4. *Coaching* de emagrecimento é reeducação alimentar!

Verdades sobre o coaching de emagrecimento:

1. A mudança de hábitos do *coachee* é a chave para o sucesso do processo de *coaching* de emagrecimento.

2. O processo de *coaching* de emagrecimento gera reflexão, aprendizado e ação na construção de soluções focadas no presente.

3. Todos os *coachees* têm recursos internos suficientes para emagrecer, o *coach* auxilia no acesso a esses recursos.

4. Com o *coaching* de emagrecimento, o *coachee* aprende que emagrecer não é fácil, mas é possível.

Algumas perguntas que surgem quando falamos de coaching de emagrecimento:

1. Todo *coach* de emagrecimento é igual?

Mito. A verdade é que *coaching* não é atualmente uma profissão regulamentada, assim qualquer um pode dizer que é um *coach*, imprimir cartões de visita e "pendurar uma placa na porta". Encontrar um profissional qualificado e certificado é sua missão na hora de contratar seu *coaching* de emagrecimento.

2. O *coaching* colabora para o equilíbrio emocional?

Verdade. Esse é, sem dúvida, um dos grandes benefícios em se contratar um *coach* de emagrecimento. Assim que o profissional reconhecer suas restrições e limitações, ele irá atuar por meio de ferramentas e técnicas para ajudar a superar esses obstáculos. Com isso, haverá um aumento natural da autoconfiança e da autoestima e, consequentemente, o emagrecimento. Saber reconhecer suas emoções e lidar com elas irá colaborar para uma redução de suas tensões, ansiedade e estresse. Por fim, essa estabilidade emocional irá impactar positivamente sua perda de peso!

3. Um processo de *coaching* de emagrecimento é somente para pessoas que querem perder peso?

Mito. Nunca é tarde demais para melhorar sua vida. Para algumas pessoas, isso pode envolver uma mudança nela. Viver de forma saudável, com a modificação de hábitos, ganho de massa muscular etc.

4. É possível mensurar os resultados no processo de *coaching* de emagrecimento?

Verdade. Muitos pensam que o processo do *coaching* de emagrecimento é algo muito subjetivo e não mensurável. É possível, sim, mensurar todo e qualquer resultado no processo de trabalho com seu *coach*, por meio de ferramentas que medem nível de satisfação e técnicas de *follow up*.

5. Não preciso de um *coach* de emagrecimento, posso fazer isso do meu jeito?

Mito. Algumas pessoas conseguem grandes resultados. Infelizmente, são minoria. Apenas cerca de 15% das pessoas se dizem envolvidas em seus resultados de emagrecimento e vida saudável, de acordo com pesquisas realizadas pelo mundo. Realizar uma escolha equivocada sobre a própria vida é uma fonte comum de pesar para muitas pessoas, fazendo com que se sintam desengajadas, presas, ansiosas ou deprimidas, com o resultado. A consequência disso é: estou triste e como, estou ansioso e como, estou com raiva e como, estou feliz e como.

6. *Coaching* de emagrecimento é um modismo?

Mito. O trabalho do *coach* está longe de ser um simples modismo. Esse processo começou a ser desenvolvido há cerca de 40 anos, e sua popularização veio a se tornar mais evidente a partir dos anos 90, com a entrada do profissional no ambiente corporativo. O *coaching* de emagrecimento é mais recente, inclusive já sendo usado nas empresas também.

7. O *coaching* de EMAGRECIMENTO é muito caro e com processos muito demorados?

Mito. Uma vez que você tem o objetivo de viver mais e melhor e vai gastar muitos anos de sua vida dedicado a isso, esse investimento em encontrar algo que realmente utilizará para se tornar saudável terá um impacto incomensurável em sua qualidade de vida. Mudar exige, muitas vezes, deixar sua zona de conforto. O valor a pagar por um processo de *coaching* de EMAGRECIMENTO de qualidade é muito menor do que o custo de gastar com remédios e/ou paliativos de uma doença. O *coach* de emagrecimento não é nenhum mago que irá revolucionar toda a sua vida com um passe de mágica, mas o auxiliará a fazer as melhores escolhas o mais cedo possível e, assim, trará bons resultados, o mais cedo possível.

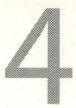

Subjetividade do emagrecimento: desafio da reeducação alimentar

Neste capítulo vamos tratar sobre a subjetividade do emagrecimento, desmistificar certos paradigmas e entender um pouco mais sobre saúde e alimentação, rejeitando a ideia de que o único caminho para emagrecer é adotar um tipo de dieta específica e restritiva. É muito importante que você tenha consciência de que o resultado almejado está nas suas próprias mãos, sendo este um processo complexo que abrange um conjunto de escolhas cotidianas, porém decisivas para sua reeducação alimentar

Juliana Ramos de Natale

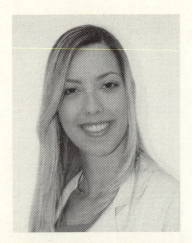

Juliana Ramos de Natale

Nutricionista formada pela USP em 2011. Atua no atendimento nutricional em academias e clínicas desde o início da sua carreira profissional. É especialista em nutrição clínica funcional, com ampla experiência em emagrecimento e nutrição esportiva. Atualmente, dedica-se ao atendimento clínico e de *Coaching* de emagrecimento em seu consultório na cidade de São Paulo, na região de Moema.

Contatos
julianaramosnutricao@gmail.com
Facebook: Nutriramos
Instagram: NutriRamos
Clínica: (11) 5051-2088 (Clínica) / WhatsApp: (11) 98542-0510

Antes de falar sobre alimentação e emagrecimento, quero compartilhar com você um pouco da minha trajetória de vida que me propiciou chegar até aqui.

Quando eu tinha 17 anos, perdi meu pai em uma luta contra o câncer. Fiquei muito desorientada, mas tive muita sorte pois contei com o incentivo de minha mãe para assistir a um ciclo de palestras sobre as diversas áreas de saúde e para conhecer cada uma dessas profissões antes de prestar o vestibular. Numa manhã de sábado muito fria, entrei na Faculdade de Saúde Pública da USP sem muita expectativa, mas saí completamente transformada, com um brilho esperançoso nos olhos: a nutrição me escolheu e me acolheu de forma inquestionável. Logo em seguida, passei no vestibular.

Ao longo dos anos de faculdade me apaixonei pela prevenção de doenças, pela melhora da qualidade de vida e da performance na atividade física. Assim que finalizei o curso superior de Nutrição, em 2011, me interessei pela área de nutrição esportiva e emagrecimento dentro de academias. Com o passar dos anos, segui com os atendimentos em consultório e me especializei também em nutrição clínica funcional, para entender melhor o porquê de nem todos responderem da mesma maneira ao mesmo alimento.

Em 2017, obtive meu certificado na Sociedade Brasileira de *Coaching* e compreendi que você não é só o que você come.

Você é o que deseja, consome, mastiga, digere, absorve e assimila; você é o que sonha, pensa, e tem como valores; os seus genes, emoções e hábitos. Você é um ser completo, complexo, lindo e merece ser tratado como um todo.

Minha missão de vida é acima de tudo promover saúde e felicidade através do emagrecimento saudável e da mudança de hábitos. O padrão de beleza que a mídia expõe é o da magreza extrema que, para mim, não promove saúde; logo, não me representa. Quero que você encontre a melhor versão de si mesmo.

Faz algum sentido você ser diferente de todos, com genes e características tão suas e, querer, ao mesmo tempo, ser alguém que não tem nada a ver com você?

Não é dieta, é um estilo de vida

Dieta é uma estratégia específica, com começo, meio e fim, focada geralmente em emagrecimento, não em saúde. Muitas exigem um controle restrito de calorias ou diferem na proporção dos nutrientes que compõem a alimentação, divididos basicamente em carboidratos, gorduras e proteínas. Assim, enquanto a dieta *low-carb* considera que o carboidrato representa no máximo 40% das calorias totais da alimentação, a *low-fat* é a dieta que defende um baixo teor de gorduras. [1-2]

Todas se apoiam em resultados obtidos em estudos científicos, porém nenhuma apresenta 100% de garantia de sucesso. Isso ocorre porque nós somos diferentes uns dos outros e qualquer postura radical pode funcionar bem para mim e ser um desastre para você. Só você conhece o seu corpo o suficiente para determinar se um alimento lhe cai bem ou não, por mais saudável que ele seja.

O principal fator de sucesso em qualquer dieta é a adesão, ou seja, conseguir segui-la a médio prazo é mais importante que a distribuição de nutrientes em si. [1-2]

Sua saúde não pode ser decorrente apenas da escolha de uma estratégia que funciona por determinado período e, sim, uma mudança permanente de hábitos para a vida inteira. Por isso chama-se reeducação alimentar. Isso faz sentido para você?

Na reeducação alimentar você coloca em prática novos ensinamentos no seu ritmo e sem data para acabar. Por isso ela determina não só o seu bem-estar e saúde agora como daqui a 20 ou 40 anos, já que não tem data para finalizar.

Muitos apelam para os resultados imediatistas advindos do uso de dietas restritas e desistem. Por esta razão, consideramos que apenas uma mudança de estilo de vida pode realmente mudar o seu corpo a médio prazo.

Por falar em imediatismo: quanto tempo você levou para ter o corpo que possui hoje? Geralmente uma vida inteira de hábitos. Como alguém espera mudar seu corpo radicalmente em um mês ocasionado por uma dieta?

Por conta disso, não abordaremos dietas e, sim, a mudança de hábitos focada em saúde e emagrecimento. Espero que isso faça tanto sentido para você como faz para mim.

Contar calorias não emagrece

Contar calorias está longe de ser a base do emagrecimento. Nosso corpo não é apenas uma máquina que precisa gastar mais do que consome. Para que você possa entender: 1 grama de carboidrato corresponde a 4 kcal, a proteína também, e o lipídio, 9 kcal. [1] Um protocolo de emagrecimento geralmente se baseia na redução de 500 a 1000 kcal da alimentação diária.[2]

Você já reparou na quantidade de produtos no mercado com apelo de zero caloria, zero gordura ou *light* e de adoçantes que existem hoje? É possível comer o dia inteiro e não atingir 500 kcal. Ficamos com a impressão de que a caloria é a grande vilã.

O consumo desses produtos aumentou, assim como a prevalência do excesso de peso. Isso corrobora com o que tenho afirmado de modo contundente nesses últimos anos de prática de emagrecimento em consultório e em palestras: a base do emagrecimento não é caloria (quantidade) e sim qual tipo de alimento será consumido (qualidade). As calorias têm sua importância mas não são a base e sim o detalhe de um plano alimentar: isso porque se você muda a qualidade sem se preocupar tanto com a quantidade, você terá um resultado mais saudável do que se basear apenas em consumir poucas calorias. [3-6]

O ganho de peso é decorrente do aumento do número e tamanho das células de gordura no corpo. Isso gera uma inflamação crônica, com baixo grau de intensidade que é a chave para o desenvolvimento de várias outras doenças metabólicas, tais como: diabetes mellitus, hipertensão, hipercolesterolemia e até alguns tipos de câncer. O consumo do alimento pode influenciar na inflamação, por isso vai muito além das calorias que ele possui.[4,5]

O ambiente em que vivemos

Existe interação entre o ambiente atual considerado obesogênico e os genes suscetíveis ao ganho de peso, gerando respostas diferentes em cada pessoa. O que você considera possível mudar: a genética ou o estilo de vida?[3]

O que causa um ambiente obesogênico?

A alimentação tornou-se pobre em alimentos naturais e, ao mesmo tempo, rica em produtos industrializados; o estilo de vida é sedentário e estressante; há alta exposição a toxinas do ambiente, micróbios e substâncias potencialmente alergênicas (glúten, proteína do leite, soja, pólen, bolor). Vamos abordar estes pontos a seguir.[6]

O que são toxinas

São substâncias estranhas ao corpo as quais estamos expostos diariamente, tais como:[7]

Toxinas ambientais: pesticidas (agrotóxicos) e fertilizantes; metais pesados, poluição, produtos de limpeza e de cuidado pessoal(desodorantes, perfumes, esmaltes);

Toxinas na alimentação: grande parte dos produtos industrializados contém aditivos alimentares que conferem cor, sabor, textura, cheiro e aumento da validade (corantes, adoçantes, conservantes, espessantes), além de resíduos que estão nas embalagens; toxinas de micróbios presentes em alimentos expostos como em restaurantes.

Outros tipos de toxinas também estão presentes em medicamentos (como pílula anticoncepcional), bebidas alcoólicas, cafeína, fumo e terapia hormonal.

O corpo elimina toxinas diariamente, sendo o fígado o principal órgão que realiza a destoxificação (*detox*), mas quando isso não ocorre de maneira eficaz, estas se acumulam no organismo.[9]

As toxinas podem se depositar em locais com gordura, como abdômen e mamas. Muitos autores apontam que elas geram diversas consequências desfavoráveis ao organismo, a exemplo do aumento da inflamação das células e do acúmulo de gordura corporal, interferindo ainda no metabolismo hormonal e na vontade de alimentos ricos em açúcar e gordura. [8-11]

Como equilibrar as toxinas no meu corpo?

Agora que você já sabe o que são toxinas, é importante mudar os hábitos para estimular sua eliminação e, ao mesmo tempo, reduzir sua exposição:

Evitar o consumo	Aumentar o consumo
Bebidas alcoólicas.	Consumir em média oito copos de água por dia.
Temperos prontos industrializados e adoçantes artificiais (ciclamato, sacarina, sucralose).	Temperos naturais como: cúrcuma, alecrim, coentro, canela, gengibre, pimenta vermelha, alho e cebola fresca.
Produtos altamente industrializados: suco em pó, refrigerantes, biscoitos, sorvetes, enlatados e carnes processadas (salsicha, presunto, peito de peru).	Frutas em geral, principalmente limão, maçã com casca, frutas vermelhas como cereja, morango, uva, açaí e romã.
Peixes grandes como cação, peixe-espada, cavala e arenque (mais contaminados por mercúrio).	Peixes pequenos como sardinha e pescada.

Ácidos graxos trans, ou seja, gordura vegetal hidrogenada (margarina, sorvete, refeições congeladas, bolachas).	Vegetais crucíferos como: couve, agrião, brócolis, espinafre, mostarda, nabo, rabanete, repolho, rúcula.
Excesso de gordura animal, em cortes gordurosos como picanha, acém, cupim e gordura de porco; além do uso excessivo de gordura animal para cozinhar.	Gorduras vegetais naturais, azeite de oliva e de coco (ambos na forma extravirgem) e sementes como chia e linhaça.
Cafeína em excesso decorrente do consumo exagerado de café, refrigerantes a base de cola e bebidas energéticas.	Consumir infusão de ervas como chá verde e chá preto (camellia sinensis).
Armazenar comida/bebidas em embalagens plásticas. Cozinhar em panelas antiaderentes, inox e alumínio.	Procure armazenar alimentos e bebidas em potes e garrafa de vidro. Deixe apenas as frutas e vegetais frescos armazenados no plástico. Prefira panelas de vidro, cerâmica, barro e ferro.

Orgânicos

Ao consumir alimentos naturais é importante consumi-los na forma orgânica, livre de pesticidas e contaminantes que prejudicam a saúde e o emagrecimento, principalmente se consumidos na forma crua e com casca. Isso vale também para os produtos de origem animal (boi, frango, porco) e seus derivados (ovos, manteiga).

Gordura engorda?

Desde 1950 associou-se o consumo de gordura e colesterol presentes nos animais ao aumento do nível de colesterol no sangue com o risco de morte por doenças do coração.

Há estudos consistentes que mostram a ligação entre consumo de gordura e aumento do colesterol total no sangue (tanto o considerado ruim, LDL, quanto do bom, HDL), sem que haja relação com morte por doenças cardiovasculares. A substituição da gordura por carboidratos (biscoitos, açúcar e barra de cereais) e por óleos vegetais em excesso, como margarina e óleo de soja para cozinhar, pode gerar mais prejuízo ao coração do que a ingestão de gorduras de origem animal.[14-18]

Você não precisa excluir a gordura de sua forma natural nos alimentos como em ovos, peixes gordurosos ricos em ômega 3 (salmão, sardinha) e frutas como abacate e coco. Inclusive, o consumo destes alimentos é bastante saudável e colabora com o emagrecimento. [15-17]

Tenha cuidado na adição de gordura no preparo dos alimentos, se possível utilizando a gordura do próprio alimento para cozinhar, água ou quantidades pequenas de manteiga e óleo de coco extravirgem. Evite o consumo de gorduras não naturais, como a margarina, um óleo vegetal que permanece sólido na temperatura ambiente, totalmente fora do padrão da natureza e os óleos vegetais refinados como soja e milho, assim como frituras.[15-17]

Descasque mais, desembale menos

Você já viu os inúmeros benefícios em consumir comida de verdade. Entretanto, atualmente existe uma nova onda de consumo de produtos industrializados "*fit*", "zero açúcar" e "integrais". Está pronto para entender como fazer as melhores escolhas?

Cuidado com falsos saudáveis

Hoje existem muitos produtos com rótulos cheios de apelos de saúde e poucas calorias. Entretanto, a única maneira de entender a qualidade de um produto é verificar os ingredientes que ele possui.

Segundo as normas da ANVISA, a lista de ingredientes dos produtos segue uma ordem quantitativa. Assim, o que está em maior quantidade aparece em primeiro lugar na lista e o que está em menor, no último lugar. É preciso ficar atento não só à ordem dos ingredientes como também à citação de nomes difíceis de entender, que geralmente são muito artificiais, ou seja, toxinas que o corpo precisa eliminar e muitas vezes os industrializados contêm quantidades significativas de sódio, o que pode gerar retenção de líquidos e é fator de risco para hipertensão arterial.

Existem produtos considerados saudáveis tão artificiais que podem ser nocivos. São eles: gelatina, peito de peru, suco zero açúcar e refrigerante zero.

Exemplo: rótulo da gelatina de abacaxi

> Gelatina, maltodextrina, sal, reguladores de acidez ácido fumárico e citrato de sódio, aromatizante, edulcorantes artificiais ciclamato de sódio, aspartame, sacarina sódica e acessulfame de potássio e corantes artificiais tartrazina e amarelo crepúsculo.

Podemos verificar que o abacaxi não aparece entre os ingredientes, o que indica que é um produto muito artificial com poucas calorias e ainda pode elevar o açúcar no sangue por conter maltodextrina. Portanto, nada indicado para o emagrecimento.

Peito de peru

Alimentação rica em proteínas aumenta a sensação de saciedade e favorece o aumento de massa muscular em praticantes de atividade física. Entretanto, em grandes excessos e sem atividade física, pode ser prejudicial à saúde.

Assim, não há necessidade de substituir carboidratos por gorduras e proteínas, só é necessário o equilíbrio.

A OMS (Organização Mundial da Saúde) classificou a carne processada como um alimento que aumenta o risco de câncer em humanos, inclusive o peito de peru que é considerado saudável por conter poucas calorias e gorduras.[19]

Uma alternativa saudável para utilizar proteínas ao longo do dia seria: frango desfiado, atum, carne desfiada, ovos, queijos (de preferência artesanais), assim como as proteínas obtidas em vegetais, tais como: pasta de grão de bico e de amendoim, castanhas, sementes (abóbora, girassol, chia), e até suplementação com proteína isolada em pó, a depender de cada caso.

Produtos integrais

Produtos integrais como pães e biscoitos deveriam ter a farinha integral como o principal e primeiro alimento da lista.

Veja um exemplo de lista de ingredientes de um biscoito integral salgado (no rótulo constam alegações como: integral, rico em fibras e 0% gordura trans):

> Farinha de trigo enriquecida com ferro e ácido fólico, gordura vegetal hidrogenada, farinha de trigo integral, açúcar, açúcar invertido, sal, fermentos químicos: fosfato monocálcico, bicarbonato de sódio e de amônio.

A farinha refinada é o primeiro ingrediente e a integral apenas o terceiro. O açúcar aparece duas vezes e contém gordura vegetal hidrogenada, que é a gordura trans. No Brasil produtos que utilizam até 0,2 gramas desta gordura na porção podem fazer a alegação de 0% gordura trans.

Sempre leia a lista e fuja desse tipo de produto. Não se deixe levar por rótulos.

Em comparação, a seguir o exemplo de um rótulo de um biscoito de arroz integral:

> Arroz integral, sal, linhaça e chia.

Entende como é possível fazer melhores escolhas agora?

Carboidratos e índice glicêmico

Para que você entenda melhor a base do raciocínio sobre carboidratos, todos os alimentos como frutas, açúcar (mascavo, cristal, de coco, mel, xarope), leite e derivados, cereais e grãos (arroz, trigo, feijão, grão de bico), raízes, tubérculos (batata, mandioca, inhame, batata doce) e alguns legumes (cenoura, beterraba, abóbora) têm carboidratos na sua composição e são absorvidos no intestino, chegando ao sangue na forma de glicose (açúcar).

Em seguida há liberação do hormônio insulina para permitir a entrada de glicose nas células, favorecendo a produção de energia e também de gordura corporal. Também há liberação de neurotransmissores no sistema nervoso ligados à sensação de prazer e recompensa, que pode gerar vício. Portanto, controlar a insulina é um dos pontos-chave do emagrecimento. [21-23]

Índice glicêmico dos alimentos

Apesar do valor calórico semelhante de dois alimentos, sua reação no corpo pode ser diferente.

Simplificando, índice glicêmico (IG) é a medida da velocidade pela qual um alimento se torna glicose no sangue comparado a um alimento referência. O nível de glicose no sangue é chamado de glicemia. [21-22]

A glicose pura possui valor 100, sendo um alimento referência para o IG. O valor de IG de um alimento acima de 70 é alto, ou seja, produz pico elevado de açúcar no sangue e em seguida de insulina. Como consequência, há queda bruta da glicemia, reduzindo a sensação de saciedade e aumentando o consumo excessivo de alimentos, além de favorecer o acúmulo de gordura corporal.

Já os alimentos de baixo e médio índice glicêmico têm absorção mais lenta, a glicemia se altera aos poucos, não gera pico e assim há maior controle da insulina e o carboidrato deste alimento não se torna estoque de gordura tão facilmente, além de equilibrar a saciedade. [22]

Para alguns alimentos, como os de proteína animal (carne, peixe, ovos), abacate, coco e folhas, não há valor de IG porque não contêm quantidade significativa de carboidrato. Por isso são consideradas boas opções de alimentos para emagrecimento e saúde, já que dietas de alto IG têm relação com doenças cardiovasculares e diabetes mellitus tipo 2. [24]

Veja a tabela de Índice glicêmico de alguns alimentos:[22]

Alimento	Índice Glicêmico (em relação à glicose)
Arroz branco cozido	70
Arroz integral cozido	50
Batata baroa	60
Beterraba cozida	64
Batata doce	40
Lentilha cozida	28
Sopa de lentilha	44
Suco de laranja	53
Laranja	33
Banana madura	52
Maçã	38

Classificação: Alto IG>70; Médio IG: 56 – 69; Baixo IG < 55

Arroz branco x arroz integral

Escolher o arroz integral é mais interessante porque ele possui menor IG em relação ao refinado, gera mais saciedade, além da presença de vitaminas e minerais na casca do grão. Você pode substituir o arroz nas refeições principais por outros tipos de carboidratos como quinoa em flocos, batata doce, cará, inhame, milho cozido etc.

Dieta líquida a longo prazo?

Em sopas e sucos, trituramos os alimentos e isso reduz a necessidade de mastigação e de fibras intactas, o que prejudica a saciedade. Por exemplo: se eu consumir 5 legumes grandes cozidos eu vou sentir saciedade, já um prato de sopa com a mesma quantidade, não. Falando em IG, o grão da lentilha tem impacto melhor no organismo do que sua sopa, assim como a fruta inteira em relação ao seu suco.

Batata pode?

A batata doce tem menor IG que a batata baroa comum, portanto, fornece energia de forma mais lenta, ideal para o exercício físico.

Você deve dar preferência à batata doce, cará, inhame e mandioca em lugar da batata comum para sua alimentação saudável.

Frutas engordam?

Você pode consumir frutas todos os dias, em torno de 3 porções ao dia, sempre com equilíbrio e moderação. Apesar de saudáveis, não esqueça que são energéticas. Quanto mais maduras, maior a concentração de açúcar.

Qualquer fruta deve ser consumida na forma natural e não como suco, geleia, purê ou desidratada, porque esses processos concentram o açúcar da fruta e não geram saciedade. Por exemplo: você não come 3 laranjas com bagaço em 5 segundos, mas um copo de suco feito com as mesmas 3 laranjas espremidas, sim. Por isso o IG do suco é diferente da laranja.

Existem frutas com menor quantidade de carboidrato (menor IG) que podem ser consumidas em maior quantidade no emagrecimento, tais como: morango, mirtilo, framboesa, amora, jabuticaba, limão, cereja e pitanga.

A diferença pode ser grande. Por exemplo, em uma banana encontramos 24 gramas de açúcar, quantidade equivalente a 24 morangos. Ou seja, para quem precisa mastigar mais para sentir saciado, o morango pode ser uma escolha mais interessante. [22]

A fibra é um carboidrato presente nos vegetais que nós não digerimos e sofre fermentação pelas bactérias do intestino. Por isso, contribui com a flora intestinal saudável, no controle glicêmico dos alimentos, na saciedade e redução das calorias absorvidas pelos alimentos consumidos. [25-27]

As fibras são importantes para o emagrecimento e agora vamos abordar dicas para aumentar seu consumo no dia a dia e melhorar o controle glicêmico dos alimentos.

Novos comportamentos benéficos para o seu emagrecimento e para a sua saúde: [25-27]

Salada antes da comida: consumir um prato médio de salada e legumes antes do arroz, feijão e proteína garante uma quantidade adequada de fibras e micronutrientes, melhorando o IG e a saciedade da refeição como um todo. Você pode adicionar sementes e oleaginosas na salada para enriquecê-la ainda mais.

Gorduras e proteínas
Ao consumir carboidratos nas refeições, por mais que seja na forma integral, é importante associar gorduras boas (castanhas, azeite extravirgem, óleo do coco) e proteínas tanto de origem animal (carnes, ovos, peixes) como vegetal (tofu e leguminosas como lentilha, feijão, ervilha e grão de bico).
Por exemplo: consumir menor quantidade de macarrão integral ou comum associado a legumes no vapor e um pedaço pequeno de proteína é muito melhor já que não gera o mesmo pico de açúcar no sangue que faria o macarrão sozinho, em maior quantidade no prato.

Procure não consumir frutas isoladamente. Faça combinações do bem, como:
Oleaginosas como castanha de caju, do Brasil, amêndoas, nozes, baru e macadâmias;

Sementes como linhaça, chia, gergelim e abóbora;

Coco e/ou abacate, frutas ricas em fibras e gorduras;

Farelos como de aveia, arroz, trigo e os grãos inteiros como aveia em flocos, amaranto, quinoa.

Uma dica bastante valiosa é fazer seu próprio *mix* de cereais, castanhas, sementes e coco ralado sem açúcar, assim pode levar para qualquer lugar e consumir em cima de frutas.

Consumir diariamente leguminosas ricas em fibras: pinhão, feijão, grão de bico, ervilha, lentilha e soja são as maiores fontes de fibras no prato do brasileiro por porção e, por isso, não devem ser eliminadas das dietas simplesmente pelo valor calórico.[27]

Cuidado com os doces "saudáveis"

Existem produtos como barra de cerais, chocolates e *cookies* com alegações no rótulo de zero açúcar, *light* etc. que podem ser muito piores do que consumir uma quantidade moderada de frutas.

É importante ler a lista de ingredientes e procurar por nomes tais como:

xarope de glicose, frutose ou de milho, açúcar invertido, maltodextrina, frutose, sacarose, lactose, dextrose.

Todos são carboidratos e a maioria possui alto IG, apesar da alegação zero açúcar.[22-24]

A frutose usada isoladamente pode aumentar a sensação de fome, diferente da frutose natural presente nas frutas e vegetais.[28]

Exemplo de lista de ingredientes de barra de cereal de banana, aveia e mel:

Xarope de glicose, cereais (42%) [flocos de cereais (farinhas de arroz, milho, trigo rica com ferro e ácido fólico, cevada e aveia, **açúcar**, extrato de malte, polidextrose, sal, antiumectante carbonato de cálcio ins170i e estabilizante fosfato dissódico ins339ii) e aveia], **mel** (3%), **açúcar mascavo**, gordura de palma, **açúcar invertido**, polpa de banana, óleo de milho, antioxidante lecitina de soja ins322, corantes caramelo ins150d e betacaroteno ins160ai e aromatizante.

O primeiro ingrediente é o xarope de glicose, um tipo de açúcar muito nocivo e de alto IG. Além dele, veja em negrito quantas vezes o açúcar aparece de maneiras diferentes. Inclusive o cereal não é integral e também tem várias substâncias estranhas para manter cor, sabor, aroma, textura e a validade do produto.[21-24]

Adoçante é saudável?

Os adoçantes artificiais (ciclamato, sacarina, sucralose, aspartame e acessulfame-k) são muito utilizados para reduzir calorias, mas é preciso mais estudos que comprovem os seus reais efeitos no organismo em longo prazo.

Autores apontam que essas substâncias ativam receptores de sabor doce na língua e no intestino e seu uso crônico tem sido associado ao aumento no consumo de alimentos doces, além de alterar também a flora intestinal saudável, portanto, não parece ser uma boa estratégia de saúde e emagrecimento.[29-30]

Como adoçar suas preparações com saúde

Para mudar seus hábitos é preciso substituir os doces e líquidos açucarados por alimentos com dulçor natural.

Assim acontece com o café com açúcar que você pode reduzir aos poucos a quantidade até consumir puro. Afinal, se estamos priorizando uma alimentação natural para o emagrecimento, gostar do sabor da comida *in natura* é essencial. No começo você pode estranhar mas tudo se torna um hábito: só é preciso prática e repetição.

Alternativas saudáveis para doces são chocolates com alta concentração de cacau (mais de 60% de preferência), frutas mais adocicadas como banana e secas (tâmaras e damascos), bolos caseiros 100% integrais e adoçados com frutas, pasta de castanhas e de amendoim naturais zero açúcar. Você pode usar adoçantes naturais como polióis (eritritol, xilitol, maltitol) e stévia. Entretanto, é preciso verificar a aceitação de cada pessoa, além do que são produtos que realçam o sabor doce, ou seja, não é igual a consumir as folhas de stévia, por exemplo.

O açúcar da cana refinado pode ser substituído por suas versões naturais mascavo e demerara. Existe açúcar de outras fontes, como coco e beterraba, além do mel de abelha. São versões naturais de açúcar, portanto, independente da sua escolha, precisam ser usados com moderação, já que modificam os níveis de açúcar no sangue.

Espero que com estas informações você possa tomar as rédeas da sua alimentação e fazer escolhas que impactem na sua saúde e emagrecimento, não porque estejam em alta nas revistas e redes sociais, mas sim porque você entende como os alimentos funcionam em seu organismo e que dietas não são o melhor caminho e, sim, mudanças permanentes nos hábitos para obter uma alimentação natural e equilibrada.

Referências

1- KRAUSE. *Alimentos, nutrição e dietoterapia*, Ed Elsevier, CAP, 2013.

2- ABESO. *Diretrizes brasileiras de obesidade*. Associação Brasileira para Estudo da Obesidade e da Síndrome Metabólica. Obesidade: Tratamento dietético. 3. ed. São Paulo (SP): ABESO, 2010.

3- LEE, Y.S. *The role of genes in the current obesity epidemic. Ann. Acad Med Singapore*; 38 (1): 45-3, 2009.

4-SUBRAMANIAN, V.; FERRANTE, A.W. *Obesity, inflamamation and macrophages*. Nestle Nutr Workshop Ser Pediatr Program; 63: 151-9, 2009.

5-WORLD HEALTH ORGANIZATION. *Obesity and Overweight*.

6-IBGE. *Pesquisa de Orçamentos Familiares 2002-2003: análise de disponibilidade domicilias de alimentos e do estado nutricional no Brasil*. Rio de Janeiro: IBGE, 2004.

7-BAILLIE-HAMILTON, P.F. *Chemical toxins: a hypothesis to explain the global obesity epidemic*. J Altern Complement Med; 8: 185-192, 2002.

8- UNITED STATES TARIF COMMISSION. *Synthetic organic chemicals*. Washington: U.S.A.: Government Printing Office, 1918-1994.

9-LISKA, D.J.; ROUNTREE, R. *The role of detoxification in the prevention of chronic degenerative diseases*. Appl Nutr Sci Rep, 2002.

10- HYMAN, M. *Systems biology, toxin, obesity and functional medicine*. Altern Ther Health Med; 13(2):S134-9, 2007.

11- ARSENESCU, V. et al. *Polychlorinated biphenyl-77 induces adipocyte differentiation and proinflammatory adipokines and promotes obesity and atherosclerosis. Environ Health Perspect*; 116(6): 761-8, 2008.

12- BENNETT, P. *Working up the toxic patient: practical interventions and treatment strategies*. Altern Ther Health Med, 13(2): S100-106, 2007.

13- DAWBER, T.R. Et al. *Eggs, serum cholesterol, and coronary heart disease*. Am J Clin Nutr.Oct;36(4):617-25., 1982.

14-MOZAFFARIAN, D.; RIMM, E.B.;HERRINGTON, D.M. *Dietary fats, carbohydrate, and progression of coronary atherosclerosis in postmenopausal women*. Am J Clin Nutr, Jan;81(1):199, 2005.

15- Scientific Report of the 2015. *Dietary guidelines advisory committee. Food and nutrient intakes, and health: current status and trends*, p 17.

16- *Design of the women's health initiative clinical trial and observational study*. Volume 19, Issue 1; 61:109, FEB, 1998.

17-CHOWDHURY, R.; et al. *Association of dietary, circulating, and supplement fatty acids with coronary risk: a systematic review and meta-analysis.* Ann Intern Med, 2014.

18- VOLK, B.M, et al. *Effects of step-wise increases in dietary carbohydrate on circulating saturated fatty acids and palmitoleic acid in adults with metabolic syndrome.* PLoS ONE; 9: e113605, 2014.

19- OMS/WHO - World Health Organization. *IARC Monographs evaluate consumption of red meat and processed meat.* 26/10/2015.

20- Agência Nacional de Vigilância Sanitária.- *RESOLUÇÃO - RDC Nº 360*, DE 23 DE DEZEMBRO DE 2003.

21- American Diabetes Association. *Nutrition recomendations and interventions for diabetes.* Diabetes Care, volume 30, supp 1, January, 2007.

22- FOSTER-POWELL, K., HOLT, S.H., BRAND-MILLER, J.C. *International table of glycemic index and glycemic load values.* Am J Clin Nutr 76:5–56, 2002.

23-SCHWARTZ, M.W. *Central nervous system regulation of food intake.* Obesity (Silver Spring); 14: 1S-8S, 2006.

24- WILLET,W.; MANSON, J.;LIU, S. *Glycemic Index, glycemic load and risk of type 2 diabetes.* Am J Clin Nutr; 76: 274S-80S, 2002.

25- BRUNORO, N.M.C.; ROSA,C.O.A. *Alimentos funcionais - Componentes bioativos e efeitos fisiológicos.* Rio de Janeiro. Editora: Rubio, 2010, p.123-137.

26- KAMP, J.W. et al. *Dietary fiber: new frontiers for food and health.* Wageningen Academic Publishers, 2010.

27- SEIXAS, D. *Nutrição clínica funcional: compostos bioativos dos alimentos.* São Paulo. VP EDITORA, 2015, p.200-210.

28- LOWETTE, K.; ROOSEN, L.; TACK, J. et al. *Effects of high-fructose diets on central appetite signaling and cognitive function.* Front Nutr; 2:5, 2015.

29-Trumbo, P.R.; Rivers, C.R. *Systematic review of the evidence for an association between sugar-sweetened beverage consumption and risk of obesity.* Nutr Res; 72(9):566-74, 2014.

30- SUEZ, J.; KOREM, T.; ZEEVI, D. et al. *Artificial sweeteners induce glucose intolerance by altering the gut microbiota.* Nature; 514(7521):181-6, 2014.

5

Pilates e coaching

"A aptidão física é o primeiro requisito da felicidade. Nossa interpretação da aptidão física é a obtenção e manutenção de um corpo uniformemente desenvolvido com uma mente sã plenamente capaz de, natural e facilmente, realizar satisfatoriamente as nossas muitas e variadas tarefas diárias com entusiasmo espontâneo e prazeroso."
Joseph Pilates

Kelli Pereira Tangerino Pena

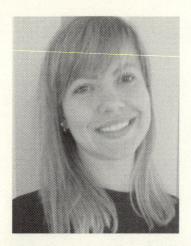

Kelli Pereira Tangerino Pena

Fisioterapeuta formada pela Fundação Hermínio Ometto – Uniararas. Pós-Graduada em Geriatria e Qualidade de Vida, em Disfunções Músculos Esqueléticas e em Nutrição e Exercícios Aplicados a Prevenção e Tratamento de Doenças – Patologia Humana. Instrutora de Pilates. R.P.Gista. *Coach* em Emagrecimento pelo Método Marma.

Contatos
kellifisiopira@hotmail.com
FanPage: Kelli Tangerino
Instagram: Kelli Tangerino
Celular e whatsApp: (19) 99205-8951

Fiz parte daquela geração em que as mães ficavam sentadas na calçada conversando e os filhos brincando até as 22h (porque era regra municipal não fazer barulho após esse horário, senão virava a noite brincando). Geração essa apta à atividade física, a movimentos, que despertou completamente o meu lado "esportista".

Minha mãe se recorda, quando entrei na "pré-escola", perguntei se haveria brincadeiras iguais as que a gente estava acostumada a brincar na rua. E claro, para minha sorte, sim! Tive a grande oportunidade de conhecer a modalidade Ginástica Olímpica (que lembrava muito as nossas "bagunças" e "brincadeiras" de rua) na disciplina de Educação Física.

Quando criança, estudava em uma escola pública onde conheci e pratiquei, na Educação Física, durante seis anos (dos 6 aos 12 anos) essa modalidade incrível, e pude adquirir disciplina, postura corporal e gosto pela prática de esportes. A partir daí, conheci várias outras modalidades, como tênis, musculação, corrida e Pilates (um dos métodos que atendo em minha clínica atualmente). Hoje sou dependente desse "vício" bom que só me traz benefícios em relação a controlar e diminuir o meu peso, diminuir os riscos de possíveis doenças no coração (perdi minha avó materna e meu avô paterno de infarto), pressão alta, osteoporose, diabetes e obesidade, aumentar minha resistência muscular, aliviar o estresse e a ansiedade, combater a insônia e, claro, produzir o hormônio do bem-estar.

Sou fisioterapeuta formada pela Fundação Hermínio Ometto – Uniararas há oito anos. Lá concluí também minhas duas pós-graduações, em Geriatria e Qualidade de Vida e Disfunções Músculo-Esqueléticas.

Durante a graduação sempre tive facilidade e prazer em aprender assuntos relacionados à disciplina de Ortopedia. Acredito que seja pelo fato de ter trabalhado durante cinco anos com uma excelente profissional e proprietária de uma clínica de fisioterapia e reabilitação em Pirassununga/SP.

Com isso, optei e iniciei minha carreira unindo duas paixões: o RPG – Reeducação Postural Global e o Pilates. Minha maior visão e objetivo com o RPG seria melhorar e aumentar a consciência corporal e postural de todos que procurassem pelo meu atendimento, uma vez que a jornada de trabalho muitas vezes ultrapassa o período de oito horas e o colaborador permanece no mesmo posicionamento, seja na posição de pé ou sentado. Já as crianças/adolescentes de hoje dominam qualquer aparelho eletrônico mantendo a postura incorreta por longo período do dia. Com o método Pilates, eu agregaria valores de exercícios dinâmicos com aumento da resistência física e mental, aumento de flexibilidade, aumento da concentração, aumento e melhora do tônus muscular e da coordenação motora, além do alívio das dores musculares.

Mudança de atitudes – Estilo de vida

Vou começar este capítulo contando um pouco da minha história e da própria experiência que obtenho até hoje em relação ao processo de emagrecimento. Em 2014, resolvi tomar atitudes que mudariam meus hábitos alimentares, a frequência de atividade física e, consequentemente, a convivência com as pessoas ao meu redor.

Comecei com pequenas mudanças do dia a dia relacionadas às "trocas inteligentes" optando por alimentos saudáveis nas minhas principais refeições, aumentei a frequência de exercícios físicos durante a semana, e os resultados positivos começaram a surgir. Porque era aquilo que eu realmente queria e quero para sempre, ser exemplo de mudança para mim mesma e, claro, para os pacientes/alunos que procuram qualidade de vida e emagrecer de uma forma saudável e consciente.

Começaram a surgir interesse pelas minhas escolhas, ao ponto de as pessoas me pedirem para orientá-las.

Por outro lado, começaram a surgir também críticas sobre as minhas escolhas, ao ponto de algumas pessoas se afastarem. Pessoas essas que não tinham a mesma visão e o mesmo propósito de vida. Hoje, essas pessoas procuram pelo meu profissionalismo e por aquilo que posso lhes garantir: resultados. Grata pela evolução de pensamentos e atitudes.

Método Pilates e coaching em emagrecimento

Em 2015, pude conhecer a formação de *coaching* em emagrecimento pelo Método Marma. Nessa formação, temos a oportunidade de aplicar as melhores e mais poderosas ferramentas direcionadas ao estilo, projeto e propósito de vida, nível de estresse, organização e planejamento, forças e fraquezas, ameaças e oportunidades, sonhos e desejos, valores e objetivos. Em que o nosso maior objetivo de *coach* é influenciar as mudanças e chegar à sua melhor versão.

Acrescentei algumas dessas ferramentas do *coaching* na minha anamnese inicial ao tratamento pelo Método Pilates, focando no principal ajuste pelo qual o paciente me procurava: emagrecer.

E não podia ser diferente. Durante as sessões/aulas de pilates, houve relatos de autoconfiança, de motivação, de mudança de atitude, sim, de responsabilidade, controle da emoção, autonomia e muito aprendizado. Em relação a tudo, aos exercícios realizados, postura adquirida, controle do peso e fatores externos.

Avaliação durante as sessões/aulas do Método Pilates

Questiono sobre o que sentiram e como passaram depois da nossa sessão/aula anterior e os oriento sobre o que e como tudo pode ser melhorado em relação aos exercícios propostos e ferramentas aplicadas anteriormente. Sempre é um desafio, uma vez que este grande método oferece inúmeros resultados:

- Combate o estresse,
- Melhora a respiração,
- Melhora o desempenho em qualquer outra atividade,
- Trabalha os músculos do corpo todo, em destaque o abdominal,
- Melhora o visual do corpo e a autoestima,
- Acelera o metabolismo e diminui a gordura do fígado,
- Melhora a postura.

Ferramentas do coaching em emagrecimento

Só posso garantir que obtivemos, eu e os meus pacientes/alunos 100% de melhora, produtividade e ganho nos resultados desejados nos meus atendimentos logo após acrescentar as ferramentas do *coaching* em emagrecimento junto ao Método Pilates. Mas como?

- Aumenta a vontade de querer sempre mais.
- Mostra todo seu desempenho, que você pode e deve ter consigo.

- Você foca na saúde, antes de tudo.
- Você atinge metas.
- Há uma melhora no relacionamento com você mesmo.
- Você cria forças, conhece suas habilidades.
- Surge a felicidade.
- E você garante sua melhora contínua.

Melhora contínua dos resultados

Com a prática do método Pilates juntamente ao *Coaching* em Emagrecimento, podemos garantir a melhora contínua dos resultados, uma vez que ambos necessitam de conexão com o corpo e a mente.

Segundo Joseph Pilates, uma boa postura pode ser adquirida com sucesso somente quando todo o mecanismo do corpo está sob um controle perfeito. O caminho segue como uma coisa natural. É estar presente, concentrado e não distraído. É a mente que esculpe o corpo.

Superar-se sempre é o ponto primordial deste processo de emagrecimento. Aprender que de forma consciente, respeitando os limites, dentro das possibilidades, com o equilíbrio da ansiedade, é capaz de alcançar sempre os objetivos. E os medos? E as fraquezas? Eles sempre existiram e existem, com um porém, é necessário aprender a acreditar em si. E é isso que dá forças para não desistir e fazer desse processo um procedimento eterno. Mude, mude por você. Verá que pode muito além do que seus medos lhe mostram, acredite.

A união do Método Pilates com a Metodologia Marma

Sempre quis procurar uma atividade física que desafiasse diariamente os meus limites. Pesquisei sobre o Pilates e me interessei por essa prática e por todos os benefícios que ele trazia. Encontrei a fisioterapeuta Kelli por indicação de uma amiga.

Lembro que quando escolhi a fisioterapeuta Kelli sabia que enfrentaria muitos desafios, pois no primeiro dia de avaliação suas primeiras palavras foram: "A gente tem muito que trabalhar, quero nivelar seus ombros e melhorar sua postura, encara esse desafio? Vou pegar pesado!!!".

Nesse dia, tive duas escolhas: a primeira seria sair correndo e fugir e a segunda seria encarar esse desafio. O que eu escolhi? Desde então, tem um ano e meio que frequento a clínica de Pilates assiduamente, e conforme os dias foram passando os resultados começaram a aparecer.

Fortalecimento, postura adequada, ombros nivelados e emagrecimento... mas não vejo benefícios apenas na parte física. Acredito que o meu emocional foi o que mais evoluiu. Me surpreendi com o que sempre achei que nunca conseguiria fazer, e com os incentivos da Kelli consegui superar meus próprios desafios a cada exercício. Fui adquirindo consciência corporal, a qual foi me deixando mais confiante para encarar qualquer atividade que poderia aparecer tanto dentro quanto fora da clínica.

Sobre superar desafios? Por conta do Pilates, a vida profissional também melhorou. Consigo encarar melhor os problemas diários e não me vejo mais acomodada como era no passado. O Pilates me trouxe o que eu considero o mais importante: o amadurecimento pessoal.

Sou muito grata à fisioterapeuta Kelli, pois, além de ser uma profissional excelente, ela trata seus pacientes com amor, incentiva, se preocupa, ensina, e o principal: vibra junto com o paciente diante de cada dificuldade superada. Ela entende que cada paciente que entra na clínica é único e, independentemente da idade, ela respeita os limites de cada um, sendo cada dia um ganho melhor que o dia anterior.

Desafio é a palavra que a motiva e isso é transmitido e inspirado a todos os seus pacientes a querer sempre buscar seu melhor tanto física quanto pessoalmente.

Sou imensamente agradecida por todos os resultados já adquiridos e por sempre incentivar a buscar muito e muito mais a cada dia!

Giovana Seloti

Decidi voltar a praticar o método Pilates no momento em que percebi estar fora de forma, vivendo uma vida sedentária e com a autoestima abalada.

Após um mês de aula, comecei o programa de Coaching em Emagrecimento com a fisioterapeuta Kelli e os resultados foram incríveis. Consegui atingir meu objetivo em três meses, onde pude resgatar a autoestima e aprendi muito sobre alimentação saudável, exercícios e qualidade de vida.

Com certeza uma profissional capacitada e que pratica o que ensina faz toda a diferença para motivar o paciente/aluno.

Hoje tenho o método Pilates como o meu momento de prazer, é onde consigo buscar o equilíbrio entre mente e corpo.

Taís Scatolini

Procurei pelo tratamento de Pilates, pois sentia muitas dores nas costas, devido a minha postura no trabalho. Com o tempo, percebi que além da minha postura, eu estava "um pouco" acima do peso. Com certeza isso estava colaborando com o incômodo que eu sentia frequentemente.

Durante uma sessão de Pilates, a Dra. Kelli começou a me explicar sobre os benefícios do método Coaching em Emagrecimento.

Confesso que de início não dei muito importância, pois achava que quando eu fizesse (somente) a dieta, ia resolver o meu problema.

Eis que ela me desafiou e pediu uma "chance" para eu conhecer essa metodologia. Aceitei! Ainda bem! Cada sessão, uma descoberta sobre mim mesmo! Cada sessão, uma vontade ainda maior de mudança! Mudei! Melhorei! Tudo... pensamentos, atitudes e resultados! Hoje pratico a corrida. Hoje consigo trabalhar sem sentir aquela sensação de peso nas costas. Hoje estou muito satisfeito! Capaz e forte para resolver qualquer assunto e/ou problema. Obrigado, Dra. Kelli.

D.B.

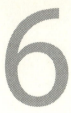

Nutrição

Posso imaginar, caro leitor, como você deve estar se sentindo: esperançoso de ter encontrado o guia definitivo para emagrecer e também com medo de ser mais uma furada. E acredite: é o que relata a maioria das pessoas que já tentaram emagrecer. Afinal, com inúmeras opções, qual caminho seguir? Com tanta informação, é fácil achar uma dieta prometendo milagres, e eis a origem do problema: dietas falhas, frustração e medo de errar novamente. Se comprou este livro esperando a solução mágica para emagrecer, sinto que o desapontarei. Se está procurando hábitos que mudarão para sempre seu peso e seu relacionamento com o alimento, convido-o a ler este capítulo

Maisa Santana Araujo Spigolon

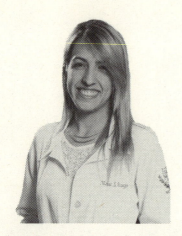

Maisa Santana Araujo Spigolon

Bacharel em Nutrição, pós-graduada em qualidade dos alimentos, nutrição esportiva e nutrição clínica, também é *coach* de emagrecimento. Possui 10 anos de experiência na área, se dedicando à nutrição atualizada com base científica, e buscando o emagrecimento dos seus pacientes com excelência. A mudança de hábitos e resultados definitivos são marcas registradas na sua carreira.

Contatos
maisaaraujo.nutri@gmail.com
Instagram: Maisa Araujo Nutri
Facebook: Maisa Santana Araujo Nutricionista
WhatsApp: (15) 99836-8858

Antes de tudo, quando falamos em emagrecimento, tenha em mente que a única maneira desse processo seguir de uma forma saudável e definitiva é perdendo tecido adiposo, diminuindo o percentual de gordura corporal e mantendo nossa musculatura saudável. E assim começamos o nosso capítulo! Para entender como a alimentação pode ajudá-los no emagrecimento, precisamos conhecer nosso corpo e metabolismo, prontos?

Desvendando a gordura

Sabendo que o tecido adiposo é volumoso e leve quando comparado aos demais do nosso corpo, não podemos levar em consideração apenas o nosso peso. Gosto muito de relacionar a gordura adiposa com o algodão, por exemplo: um quilo de algodão ocupa um espaço grande, porém é leve, se eu perder um quilo de algodão (vamos imaginar um quilo de gordura), isso vai representar um volume grande no meu corpo; então, acredite, o caminho certo para o emagrecimento é perder algodão, ou seja, gordura adiposa. E seguindo essa linha de raciocínio, vamos comentar sobre o terror de qualquer dieta: a balança.

A balança é a melhor referência para medição de peso, mas, como estamos falando de volume, logo a balança não é o melhor parâmetro, pois afere peso total e nele estão inclusos tecidos adiposos, ósseo, muscular, sangue, líquidos e tudo o que compõe o corpo. Esse peso ainda sofre inúmeras alterações que não têm a ver com a gordura, se você estiver em período menstrual ou se o intestino estiver preguiçoso, por exemplo, seu peso muda. O melhor parâmetro para a perda de gordura são as medidas e temos algo que não mente: a roupa!

1 - Não fique acompanhando cada grama perdido na balança, mas, sim, a numeração da roupa que está diminuindo.

Insulina: a chave

Não fuja nessa parte! Creio que quando você leu "insulina", já pensou em fechar este livro, mas prometo que serei breve e objetiva; também adianto que entender esse hormônio é a chave do sucesso para o seu emagrecimento, então deixe-me apresentá-lo.

A insulina é um hormônio anabólico (crescimento) produzido pelo pâncreas, com a principal função de controlar os níveis de glicose (açúcar no sangue) do nosso corpo. E por que é importante? A glicose é nossa fonte de energia rápida, é a primeira opção de uso pelo metabolismo, porém, muita glicose pode nos levar ao coma, assim como pouca glicose também. Logo, concluímos que a secreção de insulina está diretamente ligada ao consumo de glicose: se eu como muita glicose (açúcar), meu corpo vai produzir muita insulina para ser capaz de reduzir rapidamente esses níveis perigosos para me manter vivo, nem que para isso ele tenha que parar outras funções, isso se torna prioridade. E aí começam os problemas, pois meu corpo precisa "dar um fim" a esse excesso de glicose, e já vou adiantar a você que nosso corpo não excreta, ele guarda.

A insulina também tem inúmeras funções além da redução do açúcar no sangue. Vou pontuar algumas: estimula o estoque de gordura nas células adiposas; impede a quebra de gordura; estimula a transformação de glicose em gordura no fígado; estimula as células a usarem glicose como fonte de energia em vez da gordura.

Resumindo, é a insulina que regula o equilíbrio do tecido adiposo, aumentando sua quantidade, e impedindo seu uso, sua "queima". Como nosso corpo não excreta excesso de glicose, guardamos tudo o que está sobrando, e se você come açúcar em excesso e tem uma vida ociosa, guarda mais ainda.

Por que o nosso corpo tem esse metabolismo? Além de manter você vivo, evitando que entre em coma pelo excesso alimentar, há outra questão que é fácil de responder: instinto de sobrevivência. Sempre falo que nosso corpo quer estar preparado para nos manter vivos em uma situação de fome severa, e vamos fazer jus a essa fisiologia que nos livrou de uma possível extinção. Mas hoje a comida é acessível e não precisamos acumular tanta energia em forma de gordura para grandes períodos de seca, a fisiologia do homem não mudou, o que mudou foi seu modo de comer.

2 - Para emagrecer é necessário regular o tecido adiposo, e isso significa regular os níveis de insulina.

Qualidade x quantidade

Em minha experiência clínica, e acredito que de outros profissionais, posso afirmar que as pessoas dão mais importância a reduzir a quantidade do que melhorar a qualidade do que estão ingerindo. E isso, meu caro leitor, é o famoso "tiro pela culatra". Não adianta comer 500 calorias por dia se todas elas estão estimulando insulina o tempo todo.

Entrando mais a fundo nesse assunto, a quantidade do que você come gera uma demanda calórica, ou seja, se eu como menos do que meu corpo precisa, ele vai retirar o que falta de algum lugar. Entretanto, é a qualidade do que você come que vai determinar de onde seu corpo vai retirar o que está faltando. Se sua alimentação mantém baixos os seus níveis de glicose, não haverá alternativa para o corpo, senão retirar de suas reservas (gordura adiposa) a energia que faltou ingerir, e assim começamos a queima da gordura, iniciando um processo chamado cetose, nada mais do que a mudança de obtenção de energia de glicose para gordura.

Então podemos concluir que a quantidade sem a qualidade não é nada, se o que estou comendo não está otimizando gordura como fonte alternativa de energia, não estou emagrecendo (perdendo gordura). Em um processo de emagrecimento eficaz, precisamos desses dois pilares para ter sucesso.

3 - A qualidade do alimento é tão importante quanto comer menos, então escolha alimentos que não gerem picos de glicose e de insulina.

Lembre-se: quantidades sempre serão individuais, caso você tenha dificuldades nesse ponto, sugiro que procure ajuda de um nutricionista.

Os nutrientes

Muito bem, chegamos até aqui sabendo que para um emagrecimento eficiente precisamos utilizar a gordura como via alternativa de energia. Entenda, só existem dois caminhos para o excesso de gordura do nosso corpo: ou ela continua sendo gordura, ou eu uso como fonte de energia. Não conseguimos simplesmente excretar, nosso corpo não joga energia fora. Você faria isso? Por acaso deixa uma torneira aberta sem necessidade ou uma luz acesa durante um dia claro? Não, energia é cara.

Vamos falar dos macronutrientes, carboidratos, gorduras e proteínas, os que têm valor calórico, fornecem energia. Mas para título de informação, temos uma infinidade de micronutrientes que não possuem valor calórico e que contribuem para o emagrecimento (as vitaminas e sais minerais, indispensáveis para a saúde), entretanto precisaríamos de outro livro para fazer jus a sua importância em nosso metabolismo.

Precisamos controlar nossa produção de insulina para conseguir ter um emagrecimento eficiente, e sabendo que o maior estimulador da insulina é o consumo de glicose, quais alimentos preciso controlar para ter esse resultado?

O carboidrato

Sim, nós podemos ter controle de quanta insulina produzimos. E isso está diretamente ligado ao nosso consumo de carboidrato, já que o produto final dele no sangue é a glicose. Antes de crucificá-lo, saiba que temos vários tipos de carboidratos, e que o efeito do seu consumo sobre a insulina dependerá da sua velocidade de digestão e absorção (chamamos esse fenômeno de índice glicêmico). Por exemplo: as fibras vegetais são classificadas como carboidrato, mas não são digeríveis e não alteram significativamente a glicose ou a insulina.

Os seguintes alimentos elevam muito a glicose por serem absorvidos rapidamente (chamamos esses alimentos de alto índice glicêmico): açúcar (e todas as suas variações em forma de doces), farinha de trigo branca (e todos os seus subprodutos como pães, biscoitos e massas), cereais refinados, bebidas ricas em açúcares (refrigerantes, sucos, bebidas alcoólicas) e amido (presente ricamente na batata, arroz, milho e aveia).

Percebeu que o carboidrato de rápida absorção nem sempre tem o sabor doce? E pode ter certeza de que comer um pão francês de 50 gramas ou 50 gramas de açúcar de mesa vão ter a mesma reação no sangue: pico glicêmico, pico de insulina, acúmulo de gordura. Estudos mostram que a glicose estimula a mesma região de prazer e recompensa no cérebro que as drogas ilícitas. Então, quando a glicose no sangue acaba, surge aquela vontade grande de consumir mais, formando assim um ciclo vicioso: quanto mais carboidrato eu como (principalmente os de alto índice glicêmico), mais quero comer; os alimentos que nos engordam são altamente viciantes.

Isso quer dizer que preciso cortar o carboidrato da minha vida? Nunca, ele tem funções importantes, mas em um processo de emagrecimento precisamos diminuir a quantidade ingerida e principalmente melhorar a qualidade priorizando os de boas fontes (por exemplo: frutas ricas em fibras, tubérculos e fibras integrais), que possuem índice glicêmico baixo (promovem lento aumento da glicemia) e estratégia na hora de ingerir.

4 - Diminua seu consumo geral de carboidratos, evite os refinados e priorize os de baixo índice glicêmico.

Estratégias para evitar o pico glicêmico

Mesmo comendo carboidratos de baixo índice glicêmico, como devo fazer para evitar um alto estímulo de insulina e continuar emagrecendo com sucesso? A resposta é simples: carboidrato nunca deve ser ingerido sozinho ou com outro carboidrato. Vamos a exemplos práticos: já comeu aquela macarronada e ficou com fome logo depois? Já consumiu uma maçã ou outra fruta e teve a impressão de que abriu o seu apetite? Creio que já passou por isso alguma vez e ficou sem entender o porquê. Carboidrato não é um bom lanche sozinho, porque não gera saciedade, não mata a fome, pelo contrário, sua absorção rápida faz com que o corpo queira mais e mais.

Se você consumir sua fruta com uma fonte de gordura ou proteína (exemplo: castanha ou queijos), a velocidade de absorção será reduzida, pois esses nutrientes têm uma digestão lenta e, quando associados, lentificam a digestão como um todo. Assim, dificilmente você terá um pico glicêmico e, certamente, vai matar sua fome; aplique isso a todas as fontes de carboidrato.

5 - Carboidrato nunca sozinho! Para evitar picos glicêmicos e de insulina, sempre coma carboidratos de lenta absorção acompanhados de proteínas ou de gorduras.

Gordura alimentar: ela não é a vilã

Posso até imaginar sua expressão de surpresa na hora que leu "gorduras". O que vou propor aqui é algo que nossos antepassados sempre fizeram e que a nossa fisiologia sabe lidar: não fugir da gordura naturalmente presente nos alimentos. Você precisa das gorduras para matar a sua fome, ela é o nutriente diretamente responsável por dar saciedade. E vem a questão: sempre ouvir falar que a gordura saturada eleva o colesterol "ruim" (LDL), que leva à obstrução das artérias, e agora ela é boa? Existem razões para concluirmos que essa postura seja equivocada, ainda mais quando falamos de gordura saturada, presente nas carnes vermelhas e queijos gordos.

Não existe nenhum estudo científico que comprove a nocividade ou a influência direta da gordura saturada nas doenças coronarianas. O que existem são estudos que comprovam os benefícios da ingestão de gordura mono e poli-insaturada no aumento do colesterol "bom" (HDL), baseando-se nessa posição, não podemos crucificar a gordura saturada. Espero que você tenha chegado a esta conclusão: ela simplesmente não ajuda e nem atrapalha o funcionamento do coração.

Se você estiver interessado em se aprofundar mais no histórico errôneo dos estudos sobre o consumo de gordura saturada, coisa que não conseguirei fazer aqui, vou deixar uma pincelada: a base de que a gordura na dieta ocasiona de forma certeira a doença cardíaca vem de um estudo realizado em 1953, publicado pelo fisiologista Ancel Keys.

Ele realizou um levantamento de dados, ou seja, escolheu seis países (o que mais consumia gordura, o que menos consumia gordura, e países com consumo mediano) e fez um comparativo entre o consumo de gordura por país e a mortalidade cardiovascular (em atestados de óbito, sem confirmação de causa, sem saber se a alimentação era a causa). A correlação parecia ser boa, porém Keys omitiu os dados disponíveis de vários outros países na época. Se tais países tivessem participado dessa análise, a correlação caía por terra.

A ciência está estudando mais a gordura saturada e seus efeitos na nossa saúde, o fato é que vários estudos demonstram que não há nenhuma diferença na mortalidade entre pessoas que tiram a gordura da alimentação das que não tiram. Ou seja, comer a gordura naturalmente presente nos alimentos não é um veredito de morte. E temos vários estudos de excelente qualidade que comprovam isso. Veja nas referências, caso queira.

Logo, podemos concluir: dentro de uma dieta que preza controle de insulina, com teor de carboidrato reduzido, não devemos fugir da gordura naturalmente presente nos alimentos, mas também não devemos caçar gorduras e incluí-las na alimentação de forma proposital. E dentro das gorduras, deve-se optar mais pelas monoinsaturadas e poli-insaturadas (ex.: azeite de oliva, peixes, castanhas, nozes, abacate), do que as saturadas (carnes vermelhas, queijos gordos e manteigas).

Já sabemos que o consumo de gordura não está relacionado a doenças do coração, mas não sabemos até que ponto podemos incluí-las de forma segura. Portanto, a ideia é que não precisamos fugir do que existe naturalmente na natureza, e não há razões científicas para que essas gorduras não sejam consumidas. Todos os estudos que comprovaram que a gordura saturada é inofensiva utilizaram quantidades normais de consumo, então não adicione de maneira exagerada a gordura, apenas não fuja dela!

Quando o homem paleolítico caçava, certamente não se incomodava com a gordura presente no alimento. Quando nossos antepassados não tinham acesso a essa infinidade de gorduras que temos hoje, consumiam azeite de oliva, banha e faziam manteiga a partir da nata do leite. No passado, o queijo era feito em casa, e feito com leite direto da vaca cheio de gordura, esse era o melhor. Minha avó criava galinhas em seu quintal, e comeu ovo todos os dias, sem se preocupar em separar a gema da clara, apenas não tinha medo. Alguns exemplos que demonstram como a natureza é sábia e que colocou gordura nos alimentos para matar nossa fome de maneira natural!

6 - Não fuja das gorduras naturalmente presentes nos alimentos, se você foge delas, comece a incluí-las na alimentação para gerar saciedade (matar sua fome).

Proteína e sua nobre função

Tenho certeza de que você já ouviu falar de alguma "dieta da proteína" ou já fez algum dia. As dietas que colocam a proteína como base da alimentação podem até funcionar em curto prazo, porém, meu caro, a chance de você recuperar seu peso quando terminar a dieta é grande. Então já adianto aqui que a proteína não é um bom substituto ao carboidrato, ela não pode ser a base da sua alimentação, mas deve compor a base.

A proteína tem uma função nobre: construção! As proteínas participam de praticamente todos os processos celulares. As moléculas de proteína são compostas por aminoácidos, existem vários deles, porém há um grupo de aminoácidos chamados essenciais que nosso corpo não tem a capacidade de produzir sozinho, por isso precisamos ingerir todos os dias. As carnes (qualquer tipo), peixes, ovos, leites e derivados são fontes completas e devem estar presentes na alimentação, salvo alguma doença, alergia, convicção ou religião que impossibilite o consumo; nesses casos, recomendo um acompanhamento nutricional capaz de repor esses nutrientes essenciais com sucesso.

Devo incluir a proteína na minha alimentação? Sim, e o ideal de proteína varia muito do objetivo de cada um, por exemplo: se eu quero ganhar músculo, certamente terei que ter um consumo maior e estratégico. Em média, a proteína deve compor 30% da sua alimentação no dia, isso vai variar de acordo com seu peso, altura e objetivo. O fato é que a proteína não deve ser a base da alimentação; a base de uma dieta que favoreça o emagrecimento e o controle glicêmico deve ser: vegetais folhosos, legumes e verduras de baixo amido, carboidratos de baixo índice glicêmico, proteínas e gordura.

E existem vários motivos para não colocar a proteína como base, dentre eles: nosso corpo também tem a capacidade de converter proteína em energia. Se está sobrando, ele priorizará essa fonte de energia, inibindo o uso de gordura adiposa como energia. E sem contar que uma dieta muito proteica a longo prazo pode trazer malefícios, como sobrecarga dos rins. Pessoas que fazem dieta muito proteica, como é o caso de atletas, devem ter o acompanhamento nutricional de forma rotineira. Poderia ficar até a última página deste livro falando sobre esse nobre nutriente, mas vamos para o nosso próximo passo.

7 - Não substitua o carboidrato por proteína, a proteína deve fazer parte da alimentação e não ser a base!

Fome e saciedade: você respeita seu corpo?

Poderia até ser um mantra: "Coma de três em três horas". Você faz isso? Bem, a maioria das pessoas faz achando que é o correto a ser feito. Antes de entrar nesse tópico, saiba que o fracionamento de uma dieta, comer de X em X horas, é uma estratégia muito válida para algumas pessoas. Deixe-me exemplificar: em um pós-operatório de redução de estômago, em que a capacidade de volume gástrico está reduzida, é necessário fracionar a alimentação; um atleta com um alto gasto calórico, precisará fracionar para ter sua performance garantida.

Pense comigo, a nutrição é uma ciência que preza personalização, e porque "cargas d'água" vou mandar o mundo inteiro comer de três em três horas, sem levar em consideração a fisiologia de cada um, o objetivo, a rotina e todos os outros problemas da vida que possam impedir alguém de comer de X em X horas? Isso não é personalizar, isso é padronizar algo que não tem a mínima necessidade. E como o objetivo deste capítulo é ser o guia do emagrecimento sem segredos, o ideal é: coma quando sentir fome e, quando comer, coma até se sentir satisfeito. Claro que levando em consideração todos os passos que já pontuamos anteriormente.

"Mas se eu comer quando sentir fome, eu vou comer o tempo todo." Lembre-se: se sua alimentação favorece a saciedade, e voltamos ao ponto onde é necessário não fugir das gorduras naturalmente presentes nos alimentos, você certamente não sentirá fome o tempo todo. Agora, se sua alimentação é composta por carboidratos que geram picos glicêmicos o tempo todo, provavelmente deve sentir fome o tempo todo, em alguns casos até gerando compulsão alimentar.

Dentro de uma alimentação com teor de carboidrato reduzido e teor adequado de gorduras de proteínas, você não sentirá fome o tempo todo e aprenderá a respeitar esses sinais fisiológicos de maneira muito mais clara: fome e saciedade. Um bebê recém-nascido chora toda vez que sente fome, e para de mamar toda vez que está satisfeito, porque isso é um sinal fisiológico! Assim como urinar é um sinal fisiológico, você marca hora exata para isso? Não, mas quando sente vontade respeita.

Nosso cérebro nos avisa quando sentimos fome e quando matamos essa fome. Infelizmente, quando amadurecemos, começamos com o tal do "mantra" e deixamos de lado essa máquina fantástica que tem a plena capacidade de nos informar esses sinais de maneira muito mais precisa do que um relógio. Então, meu caro amigo, creio que se você está comigo até aqui, já evoluímos em nossa relação, respeite a sua fome! Você não veio com defeito de fábrica, seu cérebro sabe muito o bem o que está fazendo, confie nele, ok? Posso até prever sua próxima dúvida: "Mas se eu ficar longos períodos sem comer, vou chegar morto de fome na próxima refeição". Não, não vai, desde que sua dieta proporcione saciedade, e vou falar uma coisa: o ideal é comer com fome. Você não evacua sem vontade, certo? Respeite sua fisiologia!

E quando eu sei que estou satisfeito? Nesse passo, você precisará de todo o seu autocontrole, pelo menos no começo, sabe por quê? Porque sabemos, sim, quando estamos satisfeitos, sabemos quando o próximo pedaço, fatia, colherada é "gula". Nós comemos porque está gostoso e não temos o mínimo controle da situação para dizer: NÃO! Estou sendo um pouco dura agora, mas é necessário porque pecamos muito nesse ponto. Quero que você reflita em sua próxima refeição:

o próximo prato é gula? Se for, pare! Saia da mesa, mude o foco, leia um livro, pode ser este novamente! Assim sua mente terá tempo de enviar os neurotransmissores responsáveis pelo sinal de saciedade, e você respeitará facilmente sua saciedade e, mais uma vez, a gordura ajudará nisso também.

8 - Após ajustar sua alimentação, coma quando sentir fome e, em todas as suas refeições, coma até se sentir satisfeito.

Comida de verdade

Suas compras e sua dispensa estão repletas de pacotes com rótulos? O que você come tem uma lista de ingredientes enorme? Sua comida dura anos e não estraga? Sinto informar que se você respondeu sim para essas questões, está ingerindo produtos alimentícios, e não comida. Comida de verdade não tem rótulo, é o que a natureza produz; não tem lista de ingredientes, ela é o ingrediente; comida de verdade estraga e deve ser mantida fresca. Sua alimentação deve compor de pelo menos 80% disso, dos outros 20% é difícil escapar. Mesmo assim, quando for comer um industrializado, opte pela opção com a menor lista de ingredientes, até seis é tolerável, isso significa que é menos processado, tem menos aditivos, cancerígenos, conservantes e por aí vai, porém nada substitui o *in natura*.

9 - Em todas as suas refeições, priorize o consumo de comida de verdade.

As exceções

Sabemos que o segredo do emagrecimento eficiente consiste na perda de gordura adiposa, sabemos o que a estimula e o caminho para sua queima, aprendemos sobre os nutrientes, como controlá-los e a importância em se ter uma qualidade na escolha dos nossos alimentos, o mais importante já foi falado, mas não podemos nos esquecer das exceções! Sim, as exceções fazem parte, mas elas só serão bem-vindas se tivermos uma regra. Quando temos um contexto de vida onde a alimentação diária é baseada em carboidratos refinados, proteínas ruins, pobres em legumes e verduras, rica em açúcares e doces, só temos a perder saúde e ganhar peso.

Na maioria do tempo, mantenha a regra, mantenha sua saúde. Mas permita-se fazer refeições livres esporadicamente, escolha bem esses momentos e, principalmente, siga essas regrinhas preciosas:

– Respeite a saciedade, pare quando perceber que o próximo passo é gula;

– Evite misturar dois tipos de carboidratos na mesma refeição;

– Carboidrato nunca sozinho, nem nas exceções;

– Evite fazer mais de uma exceção no mesmo dia.

Não sabe por onde começar? Dou uma dica a você, não passe de duas refeições livres por semana!

10 - A exceção que justifica a regra: mantenha sua alimentação saudável na maior parte do tempo e tenha controle sobre as exceções!

Sobre low carb

Tudo o que foi escrito aqui, caro leitor, não saiu da minha cabeça e você não é minha cobaia. Descrevi todo o funcionamento de uma dieta *low carb high fat*, que tem uma ampla gama de estudos de alto grau científico (vide referências), e amplamente usada por profissionais como uma estratégia de emagrecimento e tratamento de doenças crônicas não transmissíveis. E para quem está indicado? Para quem precisa perder gordura corporal, tratamento de diabetes, esteatose hepática, hipercolesterolemia, tratamento de hipertensão, obesidade, emagrecimento, e para quem se adapta a essa estratégia!

O que vou comer?

Comida de verdade! Vou dar o exemplo de um dia meu típico:

– Café da manhã: omelete recheado com queijo e café sem açúcar.

– Lanche da manhã e da tarde: castanhas e uma fruta, caso sinta fome.

– Almoço e jantar: legumes e verduras em abundância, proteína e tubérculos, leguminosas ou arroz integral em pequena quantidade.

Caro leitor, chegamos ao final, e espero que essas dez regrinhas aqui descritas possam te ajudar a conseguir seu peso desejado com louvor, e dar o passo que você está precisando para sua saúde e relacionamento com o alimento. Lembre-se: quantidades sempre serão personalizadas, e se tem alguma dificuldade, sugiro procurar um nutricionista. O que está esperando? Vamos colocar em prática?

Referências

Associations of fats and carbohydrate intake with cardiovascular disease and mortality in 18 countries from five continents (PURE): a prospective cohort study. Disponível em: <http://www.thelancet.com/journals/lancet/article/PIIS0140-6736(17)32252-3/abstract>

A Randomized Trial Comparing a Very Low Carbohydrate Diet and a Calorie-Restricted Low Fat Diet on Body Weight and Cardiovascular Risk Factors in Healthy Women. Brehm. Disponível em: <http://press.endocrine.org/doi/full/10.1210/jc.2002-021480>

A Randomized Trial of a Low Carbohydrate Diet for Obesity. Foster. Disponível em: <http://www.nejm.org/doi/full/10.1056/NEJMoa022207>

A Low-Carbohydrate as Compared with a Low Fat Diet in Severe Obesity. Samaha. Disponível em: <http://www.nejm.org/doi/full/10.1056/NEJMoa022637>

Effects of a low-carbohydrate diet on weight loss and cardiovascular risk factor in overweight adolescents. Sondike. Disponível em: <http://www.sciencedirect.com/science/article/pii/S0022347602402065>

The National Cholesterol Education Program Diet vs a Diet Lower in Carbohydrates and Higher in Protein and Monounsaturated Fat A Randomized Trial. Disponível em: <http://archinte.jamanetwork.com/article.aspx? articleid=217514>

A Low-Carbohydrate, Ketogenic Diet versus a Low-Fat Diet To Treat Obesity and Hyperlipidemia: A Randomized, Controlled Trial. Disponível em: <http://annals.org/article.aspx?articleid=717451>

Comparison of energy-restricted very low-carbohydrate and low-fat diets on weight loss and body composition in overweight men and women. Disponível em: <http://www.ncbi.nlm.nih.gov/pmc/articles/PMC538279/>

Comparison of a Low-Fat Diet to a Low-Carbohydrate Diet on Weight Loss, Body Composition, and Risk Factors for Diabetes and Cardiovascular Disease in Free-Living, Overweight Men and Women. Disponível em: <http://press.endocrine.org/doi/full/10.1210/jc.2003-031606>

Lack of suppression of circulating free fatty acids and hypercholesterolemia during weight loss on a high-fat, low carbohydrate diet. Disponível em: <http://ajcn.nutrition.org/content/91/3/578.long>

Perceived Hunger Is Lower and Weight Loss Is Greater in Overweight Premenopausal Women Consuming a Low-Carbohydrate/High-Protein vs High-Car-

bohydrate/Low-Fat Diet.. Disponível em: <http://www.sciencedirect.com/science/article/pii/S000282230501151X/>

Short-term effects of severe dietary carbohydrate-restriction advice in Type 2 diabetes—a randomized controlled trial. Disponível em: <http://onlinelibrary.wiley.com/doi/10.1111/j.1464-5491.2005.01760.x/abstract>

Separate effects of reduced carbohydrate intake and weight loss on atherogenic dyslipidemia. Disponível em: <http://ajcn.nutrition.org/content/83/5/1025.full>

Comparison of the Atkins, Zone, Ornish, and LEARN Diets for Change in Weight and Related Risk Factors Among Overweight Premenopausal Women The A TO Z Weight Loss Study: A RandomizedTrial. Disponível em: <http://jama.jamanetwork.com/article.aspx?articleid=205916>

Low- and high-carbohydrate weight-loss diets have similar effects on mood but not cognitive performance. Disponível em: <http://ajcn.nutrition.org/content/86/3/580.long>

A low-carbohydrate diet is more effective in reducing body weight than healthy eating in both diabetic and non-diabetic subjects. Disponível em: <http://onlinelibrary.wiley.com/doi/10.1111/j.1464-5491.2007.02290.x/full>

The effect of a low-carbohydrate, ketogenic diet versus a low-glycemic index diet on glycemic control in type 2 diabetes mellitus. Disponível em: <http://www.ncbi.nlm.nih.gov/pmc/articles/PMC2633336/>

Weight Loss with a Low-Carbohydrate, Mediterranean, or Low-Fat Diet. Disponível em: <http://www.nejm.org/doi/full/10.1056/NEJMoa070868>

Effects of weight loss from a very-low-carbohydrate diet on endothelial function and markers of cardiovascular disease risk in subjects with abdominal obesity. Disponível em: <http://ajcn.nutrition.org/content/87/3/567.long>

Metabolic Effects of Weight Loss on a Very-Low-Carbohydrate Diet Compared With an Isocaloric High- Carbohydrate Diet in Abdominally Obese Subjects. Tay. Disponível em: <http://www.sciencedirect.com/science/article/pii/S0735109707032597>

Carbohydrate Restriction has a More Favorable Impact on the Metabolic Syndrome than a Low Fat Diet. Disponível em: <http://link.springer.com/article/10.1007/s11745-008-3274-2>

Long-term effects of a very-low-carbohydrate weight loss diet compared with an isocaloric low-fat diet after 12 mo. Disponível em: <http://ajcn.nutrition.org/content/90/1/23.long>

Efficacy and Safety of a High Protein, Low Carbohydrate Diet for Weight Loss in Severely Obese Adolescents. Disponível em: <http://www.ncbi.nlm.nih.gov/pmc/articles/PMC2892194/>

In type 2 diabetes, randomisation to advice to follow a low-carbohydrate diet transiently improves glycaemic control compared with advice to follow a low-fat diet producing a similar weight loss. Disponível em: <http://link.springer.com/article/10.1007/s00125-012-2567-4/fulltext.html>

A Randomized Pilot Trial of a Moderate Carbohydrate Diet Compared to a Very Low Carbohydrate Diet in Overweight or Obese Individuals with Type 2 Diabetes

Mellitus or Prediabetes. Disponível em: <http://www.plosone.org/article/info:-doi/10.1371/journal.pone.0091027>

Effects of Low-Carbohydrate and Low-Fat Diets: A Randomized Trial. Disponível em: <http://annals.org/article.aspx?articleid=1900694>

The Role of Energy Expenditure in the Differential Weight Loss in Obese Women on Low-Fat and Low- Carbohydrate Diets. Disponível em: <http://press.endocrine.org/doi/full/10.1210/jc.2004-1540>

Effects of a Low Carbohydrate Weight Loss Diet on Exercise Capacity and Tolerance in Obese Subjects. Disponível em: <http://onlinelibrary.wiley.com/doi/10.1038/oby.2009.134/full>

Comparative Study of the Effects of a 1-Year Dietary Intervention of a Low-Carbohydrate Diet Versus a Low-Fat Diet on Weight and Glycemic Control in Type 2 Diabetes. Disponível em: <http://care.diabetesjournals.org/content/32/7/1147>

Weight and Metabolic Outcomes After 2 Years on a Low-Carbohydrate Versus Low-Fat Diet: A Randomized Trial. Disponível em: <http://annals.org/article.aspx?articleid=745937>

Effects of a Low-intensity Intervention That Prescribed a Low-carbohydrate vs. a Low-fat Diet in Obese, Diabetic Participants. Disponível em: <http://onlinelibrary.wiley.com/doi/10.1038/oby.2009.460/full>

Consuming a hypocaloric high fat low carbohydrate diet for 12 weeks lowers C-reactive protein, and raises serum adiponectin and high density lipoprotein-cholesterol in obese subjects. Disponível em: <http://www.metabolismjournal.com/article/S0026-0495(13)00223-0/abstract>

Comparison of isocaloric very low carbohydrate/high saturated fat and high carbohydrate/low saturated fat diets on body composition and cardiovascular risk. Disponível em: <http://www.ncbi.nlm.nih.gov/pmc/articles/PMC1368980/>

Long-term Effects of a Very Low-Carbohydrate Diet and a Low-Fat Diet on Mood and Cognitive Function. Disponível em: <http://archinte.jamanetwork.com/article.aspx?articleid=1108558>

The effects of low-carbohydrate versus conventional weight loss diets in severely obese adults: one-year follow-up of a randomized trial. Disponível em: <http://www.ncbi.nlm.nih.gov/pubmed/15148064>

7

Substitutos parciais de refeição

Nossa comida já não é mais a mesma!
Plantio, colheita, transporte e armazenamento são processos que visam
velocidade e lucro, prejudicando a qualidade do alimento.
Nesse contexto, os substitutos parciais de refeição se tornaram um poderoso
aliado para aqueles que desejam cuidar de sua alimentação, tratam-se de
produtos com elevados padrões nutricionais em sua produção

Rodrigo Souza

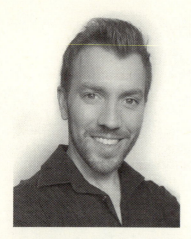

Rodrigo Souza

Coach de bem-estar e qualidade de vida. Palestrante, motivador e treinador. Trabalha há mais de 11 anos ajudando pessoas a reforçarem a mentalidade adequada para alcançar sua melhor aparência física. Já ajudou centenas de pessoas a emagrecerem e permanecerem em forma. Idealizador do programa "Projeto 100" que visa levar uma nutrição saudável a mais de 5 mil pessoas, utilizando substitutos parciais de refeição como um dos pilares do emagrecimento saudável.

Contatos
oportunidadehb@gmail.com
(11) 98199-8131

U tilizo substitutos parciais de refeição, conhecidos popularmente como *shakes* diariamente há 11 anos. Modifiquei completamente meu corpo e reduzi minha gordura corporal habitual para 12%. Minha saúde física é impecável e todos os meus índices corporais estão dentro ou melhores que a normalidade. Os *shakes* me ajudaram muito nesse processo.

Sempre tive o discernimento para saber o que era saudável comer, mas escolher tais opções era algo difícil para mim. Seja por questão de sabor ou praticidade, eu sempre acabava comendo o que não devia e isso me levou a acumular 15 quilos acima de meu peso ideal.

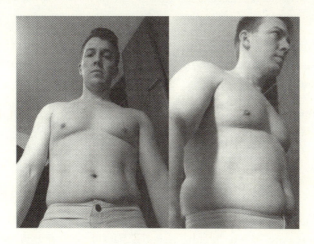

O excesso de peso trouxe junto outros problemas: cansaço excessivo, dores nas pernas, colesterol e pressão elevada. Notava também um excesso de suor e uma intensa perda de cabelo.

Buscando uma solução, decidi optar pelos *shakes* nutricionais de uma conhecida marca por ter testemunhado o resultado em um amigo do trabalho. Para minha surpresa e pelo fato de ter equilibrado minha nutrição, reduzi 5 quilos em 15 dias. No final do primeiro mês já eram 8. E ao final dos primeiros 60 dias, havia reduzido 15 quilos.

Rodrigo Souza

Senti uma melhora em meu nível de energia logo na primeira semana. Também notei que não fiquei resfriado durante a perda de peso e nem tive problemas de inflamação na garganta, algo recorrente em mim na época.

Após eliminar os excessos, passei a adotar o *shake* como meu café da manhã diário. Acordava sempre apressado e a praticidade do *shake* me ajudava muito a garantir uma boa ingestão de vitaminas com poucas calorias, sendo de grande auxílio para a manutenção de meu peso ideal.

Passei a me sentir mais disposto e consegui adicionar a prática regular de atividade física, complementando ainda mais um estilo de vida saudável.

Como *coach* de bem-estar e emagrecimento, testemunhei milhares de pessoas que também utilizaram *shakes* para obterem resultados reais, expressivos e seguros.

Lembre-se de que o conceito de bem-estar está embasado nos pilares de alimentação balanceada, atividade física regular, sono adequado e menor exposição ao estresse.

Por que acredito que substitutos parciais de refeição podem ajudar pessoas que estão em busca de uma melhor alimentação?

A partir de um ponto de vista simplista, são apenas dois os objetivos da comida:

1) Fornecer energia
2) Fornecer nutrientes

Energia para as necessidades metabólicas diárias e nutrientes para que nosso organismo obtenha "material" para elaborar seus processos químicos e metabólicos.

Quando olhamos sob essa ótica, é possível compreender o quanto um *shake* nutricional substituto parcial de refeição pode ser benéfico para o consumo humano. Renomados estudos internacionais* já comprovam essa afirmação. É um alimento modelo desenhado para maximizar o que o corpo precisa e minimizar o desnecessário.

Em um estudo publicado pelo International Journal of Obesity 2003, foram comparados os resultados da utilização de uma dieta tradicional hipocalórica versus dieta com substituição parcial de refeições e contatou-se que, após um ano, ambas tiveram resultados.

Entretanto, no grupo que utilizou substituição parcial de refeições, houve uma média de redução de 7-8% do peso corporal versus 3-7% da dieta tradicional hipocalórica.

Outro fato interessante constatado em tal estudo é o aumento da ingestão de frutas e verduras pelo grupo que utilizou a substituição parcial, fato que se manteve estável no grupo da dieta tradicional hipocalórica. Pessoas que estavam utilizando o *shake* intuitivamente fizeram melhores escolhas de alimentação tradicional.

Em seu livro, *"A dieta de Los Angeles"*, o médico americano Dr. David Heber, professor de medicina e saúde pública da universidade da UCLA e diretor fundador do centro de nutrição humana nesta mesma universidade, relata que em um estudo realizado sob sua supervisão com mais de 300 pacientes em seis centros médicos dos Estados Unidos, onde foi utilizado um *shake* substituto parcial de refeição para perder peso aliado a uma dieta que lhes proporcionava cerca de 1200 calorias por dia, obteve uma média de menos dez quilos de peso em 12 semanas para os homens, e menos 5,5 quilos no mesmo período para mulheres. Um resultado incrível.

A famosa pirâmide nutricional de Harvard já inclui a utilização de suplementos alimentares em sua composição, o que demonstra claramente um direcionamento para a necessidade de complementar a ingestão de alimentos visando um melhor aporte nutricional diário.

A balança não é o mais importante

Nos dias atuais, a medicina cada vez mais destaca a importância da composição corporal, e não somente do peso.

A fórmula básica para perder peso é conhecida por todos: ingerir menos calorias do que as necessárias por seu metabolismo. Ou seja, criar um déficit energético para que seu corpo utilize as reservas estocadas e você diminua seu peso.

Acontece que existe uma importante pergunta que deve ser feita durante esse processo: de que está sendo composto seu peso? Qual percentual de gordura corporal, massa magra etc.?

Inacreditavelmente, ainda existem profissionais que usam a velha máxima: "Para emagrecer basta fechar a boca e fazer exercícios".

O problema de tal afirmação está no fato de que nosso corpo tem necessidades nutricionais diárias. O que acontece quando você fecha a boca e não fornece os nutrientes essenciais que seu corpo precisa?

O corpo entra em "estado de emergência" e dá seu jeito de compensar aquilo que falta tentando tirar de onde possa encontrar. E quando não encontra? Você fica deficiente e isso pode acarretar graves problemas em sua saúde.

Logo, você sobe na balança e o peso até diminuiu, mas sua composição corporal pode ter piorado. Um corpo magro, porém desnutrido certamente não deve ser seu objetivo.

Perder músculos é ruim. Menos músculos em um corpo com menos peso pode ocasionar um percentual proporcional de gordura maior. E tudo o que não queremos é justamente a gordura.

Então, como aliar uma menor ingestão de calorias, mas conseguindo manter uma boa quantidade de nutrientes? Nesse contexto, os substitutos parciais de refeição, aos quais irei me referir como *shakes*, apesar de existirem em outros formatos como barras, sopas, etc., são um ótimo aliado para suplementar e compor uma dieta alimentar balanceada nutricionalmente.

Algo que escuto com frequência é que o *shake* não é necessário se uma pessoa tiver uma alimentação baseada em frutas, legumes e alimentos naturais. Tal afirmação tem sua verdade, afinal ninguém precisa de *shakes* para sobreviver.

Entretanto, o mundo vem mudando rapidamente, e hoje nos deparamos com a seguinte realidade em relação à produção de alimentos:

- Solo para plantio enfraquecido
- Uso excessivo de agrotóxicos
- Colheita realizada de forma inadequada e, muitas vezes, prematura
- Alimento transportado inadequadamente
- Armazenamento inadequado
- Preparo inadequado do alimento

Todos esses fatores contribuem para que o alimento possa perder sua riqueza nutricional. O que isso quer dizer? Simples: aquela fruta ou legume que você come não necessariamente está entregando o aporte nutricional que se esperaria.

Qual a garantia que você dispõe para afirmar que o alimento que está ingerindo realmente tenha o nutriente que deveria ter?

Costumo dizer que antigamente existia o bicho da goiaba, mas atualmente nem ele sobrevive na fruta. E é exatamente a goiaba que você ou seus filhos irão comer.

Veja abaixo um estudo publicado na Alemanha demonstrando a perda nutricional que muitos alimentos estão sofrendo.

Minerais e Vitaminas	MG/100G	1985	2002	Redução
Brócolis	Cálcio	103	28	-73%
	Fósforo	47	18	-63%
	Magnésio	24	11	-55%
Feijão	Cálcio	56	22	-51%
	Vitamina B6	140	36	-77%
Batata	Cálcio	14	3	-78%
	Magnésio	27	14	-45%
Espinafre	Vitamina C	62	15	-76%
	Magnésio	51	18	-65%
Maçã	Vitamina C	5	2	-60%
Banana	Fósforo	23	5	-79%
	Vitamina B6	330	18	-95%
Morango	Vitamina C	60	8	-87%

Segundo o estudo, muitos alimentos tiveram perda acima de 50% de seu teor nutricional com o passar dos anos. Um exemplo é o brócolis que teve perda de 73% do cálcio entre 1985 e 2002.

Portanto, isso é um indicativo que apenas comer melhor não será suficiente para o aporte nutricional necessário diário. Além disso, seria importante levar em conta a possível toxicidade do alimento, uma vez que o Brasil é um grande consumidor de agrotóxicos.

O programa de análise de resíduos de agrotóxicos de alimentos divulgado pela Agência Nacional de Vigilância Sanitária (ANVISA) analisou quase 2.500 amostras de 18 tipos de alimentos nos estados brasileiros, e cerca de 1/3 dos vegetais que o brasileiro consome apresentou resíduos de agrotóxicos acima dos níveis aceitáveis, o que representa um potencial risco à saúde.

Você decide ingerir o alimento por considerá-lo adequado a um estilo de vida saudável, e este, além de não conter o teor nutricional que se espera, pode vir carregado desse tipo de veneno.

Então como garantir ingestão adequada de nutrientes sem exceder calorias, que ainda seja algo rápido e prático e de preferência agradável ao paladar? Nesse contexto, os *shakes* são uma alternativa saudável e segura para garantir a correta ingestão de nutrientes associada a uma menor ingestão de calorias.

Importante ressaltar que não é qualquer *shake* que é substituto parcial de refeição. Esses produtos devem se adequar a especificações da ANVISA para estarem corretamente balanceados e alcançarem os teores necessários para o enquadramento em "substituição de refeições". "São os alimentos especialmente formulados e elaborados de forma a apresentar composição definida, adequada a suprir parcialmente as necessidades nutricionais do indivíduo e que sejam destinados a propiciar redução, manutenção ou ganho de peso corporal."

Requisitos nutricionais

Calorias	Entre 200 e 400 Kcal
Proteínas	25 a 50% VE**
Gorduras	Até 30% do VE**
Vitaminas e minerais	33% da legislação

*Portaria nº 30 de 1998 da ANVISA
**Valor enérgico total do substituto parcial de refeição pronto para o consumo.
Não deve ser usado na gestação, amamentação e por lactentes, crianças, adolescentes e idosos, exceto sob indicação de seu médico ou nutricionista.

Atendendo a tais requisitos, é um produto que passa por um processo de fiscalização de qualidade que garantirá que aquilo que está no rótulo esteja em sua composição, fornecendo aquilo que se espera para a adequada substituição de uma refeição.

Algumas pessoas perguntam: se o *shake* tem os nutrientes completos; por que leva o nome de substituto "parcial"?

Porque ele atende aos requisitos da legislação para a necessidade nutricional de apenas uma refeição, fornecendo entre 25 e 50% de proteínas, máximo de 30% de gorduras e 33% das necessidades diárias de vitaminas e minerais, podendo ser utilizado até duas vezes por dia.

O conceito explicado acima supre também outra dúvida comum: uma pessoa que consome *shakes* não vive somente à base deles. As demais refeições do dia devem conter os alimentos tradicionais, preferencialmente escolhidos de forma balanceada.

É comum escutar boatos sobre a segurança e eficácia desses produtos. Tal preconceito que possa existir está muito mais relacionado com a falta de informação correta do que com qualquer problema que o *shake* possa ocasionar.

Pode ocorrer também que algumas pessoas que já se utilizaram de tais *shakes* com a finalidade de perder peso não tenham conquistado seu peso desejado, e assim acreditam que o produto não funciona.

Ocorre que tal afirmação é um erro. O produto foi desenvolvido para ter nutrientes e poucas calorias. Não é ele que funciona para perder peso, é você que adéqua sua dieta para uma melhor ingestão de calorias e insere o *shake* nessa adequação por se tratar de uma opção prática, saborosa e saudável que poderá auxiliar você a perder peso sem deixar de ingerir nutrientes essenciais.

Em geral, encontra-se o motivo da falta de resultados quando corretamente questionadas sobre a forma de utilização do *shake* e também dos alimentos ingeridos durante o processo no qual essa pessoa desejava a perda de peso: na maioria das vezes, apesar de ter ingerido o *shake*, ingeria excesso de calorias em outras refeições e acreditava que o *shake* teria uma espécie de efeito "vacina" contra tais exageros. Não é assim que funciona!

Para obter resultados, é necessária uma reeducação alimentar em que o *shake* fará parte de tal mudança.

Pizza continuará sendo pizza mesmo que você esteja tomando um bom *shake* substituto parcial em outra refeição. O *shake* é uma ótima ferramenta para não ultrapassar o limite calórico estabelecido por seu médico ou nutricionista para que ocorra a perda de peso, porque você tem uma visão clara de nutrientes e vitaminas por porção apenas consultando o rótulo.

Além disso, irá proporcionar o aporte nutricional para que essa perda de peso ocorra sem nenhuma deficiência e gere consequências como: cansaço excessivo; aparência de doente; olheiras; queda de cabelo; flacidez etc. Porque um corpo equilibrado nutricionalmente estará apto para que seu próprio organismo trate de cuidar desses itens.

Somos o que comemos

Nosso corpo é uma poderosa máquina, capaz de processos que talvez nem imaginamos. Somos tão avançados que temos a capacidade de transformar um alimento naquilo que somos.

O que quero dizer é que os alimentos se tornam parte de nós quando ingeridos. A velha expressão "somos o que comemos" é a pura verdade. Você ingere uma maçã e o organismo se encarrega de transformar a maçã em você! Você ingere um brócolis e o mesmo acontece: ele vira você!

Então, adivinhe o que acontece quando comemos cachorro-quente com maionese e batatas fritas? Eles serão você em breve!

Tão logo o corpo consiga processar seus compostos, eles se tornarão o que você é. Sua pele, seu cabelo, suas unhas, tudo será um reflexo claro que evidenciará o que está sendo ingerido e processado dentro de seu organismo.

A imagem a seguir é uma forma lúdica de expressar o quanto nossa aparência corporal revela nossas escolhas de alimentação:

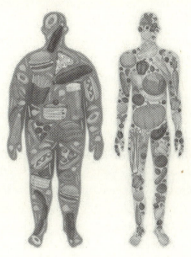

A percepção e conscientização desse processo nos leva a um nível de responsabilidade mais elevada sobre nossas escolhas. Cada vez que decido qual alimento irei ingerir, tomo a decisão de quem e como serei.

Sei que parece exagerado pensar dessa maneira, mas fica fácil compreender porque algumas pessoas são como são. Seu corpo e sua aparência dizem muito sobre suas escolhas, e suas escolhas evidenciam sua mentalidade.

Além disso, a partir desse conhecimento, podemos refletir sobre outro ponto de responsabilidade em nossas vidas: normalmente o que é barato para o bolso se tornará caro para o corpo. Produzir comida de baixa qualidade é mais barato que comida saudável.

Eu poderia ser mais sutil no que irei dizer a seguir, mas acredito que a frase correta tem um melhor impacto sobre nossa compreensão: quando estiver escolhendo seu próximo alimento, lembre-se de algo que costumo dizer para meus clientes:

"Leva um minuto na boca, mas fica um ano na barriga."

Peço perdão se parece ofensivo, mas sabendo que nosso corpo transformará o que comemos em nós, o que você decide criar em você quando come?

Qual parte do seu corpo decide alimentar? Ingere alimentos que fortalecerão seus músculos, que deixarão sua pele mais jovial e viçosa? Ou que "alimentarão" suas células de gordura?

Por isso, recomendo os *shakes* desenvolvidos por empresas de credibilidade, pois são desenhados para fornecer bons nutrientes em quantidades estabelecidas pelo órgão regulatório.

São macronutrientes, vitaminas e minerais voltados para a construção de um corpo melhor. E ainda com a vantagem de fornecer tudo isso com a energia ideal, sem excessos que possam ser armazenados.

Algumas vezes já ouvi que custam caro, mas a pergunta que gostaria que refletisse é: caro em relação a quê? Em relação a uma coxinha? Em relação a um cachorro-quente? Uma coxinha que custe uns poucos reais é cara demais pelo que oferece. As circunstâncias que ela desencadeará em seu organismo custam caro demais. A falta de disposição que você sente após comê-la é cara demais. Queimação, azia e a baixa imunológica que seu organismo possa sofrer devido à ausência dos nutrientes necessários para seu reforço custam caro demais. É uma questão de reflexão apenas.

Lembre-se: normalmente o que é barato demais para o bolso custará caro para o corpo! Um *shake* nutricional substituto parcial de refeição de boa qualidade tem um excelente custo/benefício. Não costuma custar mais do que o valor pago em um café com leite e pão com manteiga em padarias tradicionais da cidade de São Paulo. Aliás, normalmente o custo financeiro é até menor.

Até por uma questão de economia vale a pena o consumo dos *shakes*. Substituir uma refeição por um *shake* adequado pode proporcionar mais dinheiro sobrando no final do mês.

Lembre-se, estamos falando de uma refeição nutricional para substituição de refeições que atende a requisitos estabelecidos pela ANVISA para se enquadrar em tal conceito. É muito barato em relação ao que oferece.

Em contrapartida, segundo o estudo realizado pela Assert* – Associação das Empresas de Refeição e Alimentação Convênio para o Trabalhador, uma refeição convencional completa custa em média R\$32,94.

Um custo de um *shake* normalmente corresponde a 1/5 desse valor. Portanto é um produto muito acessível a quem entenda o quanto pode se beneficiar de suas qualidades.

Uma dúvida comum é se os *shakes* fazem algum tipo de mal?

O primeiro ponto é entender que existem *shakes* e *shakes*.

O que quero dizer com isso?

Você deve primeiramente saber qual o nível de tecnologia e responsabilidade da empresa que produz aquele *shake* que você está pensando em consumir. Vejo pessoas generalizando de que "é tudo igual". Normalmente são os mesmos que falam que "carro é tudo igual", "mulher é tudo igual", " chefe é tudo igual".

Um produto pode até estar enquadrado na mesma categoria, mas não é igual ao outro. Cada empresa tem um nível de tecnologia, investimento e ciência aplicada no desenvolvimento de seus produtos. Por isso, sempre recomendo o uso dos *shakes* de empresas idôneas.

Existem marcas de *shakes* que chegam ao nível de comprometimento com a qualidade de seu produto a ponto de utilizar políticas "da semente ao alimento". Ou seja, o rigor no processo do desenvolvimento do produto começa já na seleção de qual semente será utilizada para a extração dos compostos que serão utilizados para a composição do *shake*.

Também possuem diversos PhDs em seu corpo médico-científico nutricional que colocam todo seu conhecimento e credibilidade no desenvolvimento desse tipo de produto nutricional.

Reforço novamente o fato de ser um produto que deve atender a diversos requisitos estabelecidos pela ANVISA. Portanto, quando um *shake* se adéqua à categoria de substituição de refeições, já foi fiscalizado e aprovado para consumo seguro de adultos saudáveis.

Desafie-se a seguir um programa alimentar que inclua um bom substituto parcial de refeição. Fez muita diferença para mim e poderá fazer muita diferença para você.

Para finalizar, é importante ressaltar que os *shakes* não substituem a consulta a um médico ou nutricionista. Esses são os profissionais ideais para auxiliá-lo na composição de uma dieta saudável.

Shakes substitutos parciais de refeição de empresas idôneas são escolhas saudáveis com baixa quantidade calórica e boa percentagem de nutrientes.

Você pode utilizá-los porque se adéquam a normas estabelecidas pela ANVISA de livre comercialização, desde que se enquadre no perfil de adulto saudável e busque controlar calorias ou queira uma refeição leve e nutritiva.

Portanto, se você busca cuidar melhor de sua alimentação, visando eliminar ou manter seu peso, o uso de *shakes* substitutos parciais de refeição desenvolvidos por empresas renomadas pode ser uma excelente opção!

Referências

Codex Alimentarius: Formula Foods for Use in Weight Control Diets - CODEX STAN 181-1991.

CE: Commission Directive 96/8/CE, de 26.02.96, Official Journal of the European Communities de 06.03.96 -

Foods intended for use in energy restricted diets for weight reduction

Efficacy of a meal replacement diet plan compared to a food-based diet plan after a period of weight loss and weight maintenance: a randomized controlled trial

https://www.ncbi.nlm.nih.gov/pmc/articles/PMC2851659/

Weight management using a meal replacement strategy: meta and pooling analysis from six studies

https://www.ncbi.nlm.nih.gov/pubmed/12704397

http://portal.anvisa.gov.br/programa-de-analise-de-registro-de-agrotoxicos-para

http://assertbrasil.com.br/pesquisa-refeicao-assert-preco-medio-2017/

http://portal.anvisa.gov.br/documents/33864/284590/portaria_30.pdf/bcfc-2622-e233-422b-8aaf-5740b287443d

A dieta de Los Angeles/ David Heber, Best Seller, 2006. p. 228.

Heber, D., Ashley, J.M.,Wang, H.J. e Elashoff, R.M. "Avaliação clínica de um regime de substituição de refeições e intervenção mínima para redução de peso", J. Am Coll, Nutr 1994 13:608-14.

8

Gestão da emoção para o emagrecimento

Pensamentos sabotadores fazem com que comportamentos inconscientes atuem produzindo vícios no dia a dia. A autopercepção e a mudança comportamental são formas de enfrentar o que talvez seja um transtorno alimentar. "Não há alteração no peso sem mudança no comportamento e consciência das emoções"

Rosana Mazzon

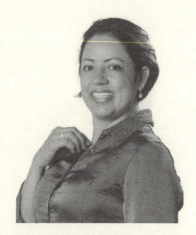

Rosana Mazzon

Psicóloga, Psicoterapeuta, Palestrante, Pós-graduada em Psicodrama pela Pontifícia Universidade Católica - PUC; Especialista em Orientação Profissional pelo Instituto Pieron; Terapeuta Cognitiva pelo Instituto de Terapia Cognitiva - ITC; *Personal* e *Life Coach* pela - Sociedade Brasileira de Coaching; Pós em Transtorno Alimentar pela AVM. Atualização em Psicologia e Nutrição no Instituto Albert Einstein. Membro da ABPC - Associação Brasileira de Psicoterapia Cognitiva. Membro Febrap - Federação Brasileira de Psicodrama. Membro da SOPSP - Sociedade de Psicodrama de São Paulo. Membro da Sociedade Brasileira de Coaching. Experiência de mais de vinte e sete anos em clínica atendendo: pré-adolescente, adolescente, adulto, idoso, casal e grupo.

Contatos
rosanamazzon.com.br
rosanamazonpsi@gmail.com
Celular e whatsApp: (11) 99617-4870

Ao receber o convite para escrever este capítulo, refleti a respeito de como poderia ajudar o leitor a despertar interesse pelo tema. Então, observei que aprender a lidar com as emoções é um título que as pessoas procuram muito na atualidade. Uma conduta muito frequente nos dias atuais é a necessidade das pessoas em adquirir diversas informações tecnológicas e esquecerem a importância do autoconhecimento e da autoanálise.

Nos últimos tempos, pensamentos acelerados, ansiedade, depressão, o excesso de informações, diversas atividades têm colaborado para compulsões alimentares. Cobranças internas e externas e o medo de julgamentos colaboram para um comportamento alimentar inadequado. Pude observar durante minha prática clínica em psicoterapia que os relatos dos pacientes com sobrepeso e obesidade eram os mesmos, ou seja, todos diziam que não estão conscientes quando estão comendo. Dizem: "Quando percebi, já havia comido". A alimentação moderada associada à prática de atividade física, à conscientização das emoções e do comportamento alimentar são os estímulos para uma vida plena.

"Querer, acreditar e ter disciplina são os ingredientes mais eficazes no processo de emagrecimento!"

A autossabotagem é um fator que impede muitas pessoas de emagrecer. O sabotador se utiliza de desculpas, como precisar malhar, mas não tem tempo, ou arranja qualquer pretexto para fugir da dieta: festas comemorativas, casamentos, viagem de férias etc. Ainda, foge da dieta após ter perdido alguns quilos e, de repente, relaxa e volta a comer exageradamente, como fazia antes.

A restrição alimentar costuma deixar as pessoas ansiosas, o que as faz perder o foco do objetivo com facilidade, e assim vorazmente atacam a comida; por consequência, sentem-se frustradas. A reeducação alimentar com rigidez poderá levá-la a este estado emocional frustrante e desmotivá-la. Emagrecer não deve ser maçante, consumir os alimentos com moderação e consciência é um aprendizado. Esteja atento ao seu objetivo e pense que é um processo de reeducação alimentar.

Uma forma de combater esse comportamento é automotivar-se. O emagrecimento deve ser um processo prazeroso e, por decorrência da motivação, será constante. Entender o real motivo em eliminar gordura para a saúde física é um motivador para atingir seu objetivo. É fome ou vontade de comer? A privação de alimentos causa uma reação fisiológica, que é a fome. A vontade é uma reação psicológica, ou seja, se não estou bem emocionalmente, comer algo bom pode trazer conforto, acredita-se. Pensamento errôneo, pois angústia e frustração serão geradas após esse comportamento.

A criança é alimentada para não perceber os sentimentos. Se demonstrar tristeza, a mamãe dá algo para comer dizendo que aquilo passa. Quando adulto, o comportamento é o mesmo, pois come movido pela emoção quando sente ansiedade, tristeza, raiva, solidão, frustração, achando que aliviará a dor.

A depressão é a maior causa de incapacidade no planeta. Segundo a Organização Mundial da Saúde, estima-se que até 2020 a depressão se tornará a segunda maior causa de sofrimento, perdendo apenas para doenças cardíacas. Portanto, existe a probabilidade de se ter uma população obesa com este estado emocional nos próximos anos.

A obesidade é uma doença crônica e tem múltiplos fatores (genéticos, hormonais, ambientais, psicológicos etc.). Devido à modernidade e à oferta de alimentos hipercalóricos, o consumo em abundância desencadeia ou agrava uma série de outras doenças. Além dos grandes riscos à saúde do coração, das artérias, do fígado, das articulações e do sistema endócrino, podem ocasionar problemas estéticos e psicológicos.

Considerada uma doença crônica grave, a obesidade tem custos elevados para a saúde pública por estar associada a inúmeras comorbidades. Como a obesidade tem uma etiologia multifatorial, seu tratamento envolve vários tipos de abordagem.

Entre elas, podemos encontrar orientação dietética, programação de atividades físicas, fármacos antiobesidade, em conjunto com o acompanhamento psicológico e ou psiquiátrico. Entretanto, a obesidade classificada grau III (IMC acima de 40 kg/m^2) encontra resultados insatisfatórios nos tratamentos citados.

A psicologia tem tomado a obesidade como foco de análise e intervenção. Entretanto, dadas as características, desde o domínio do conhecimento, há na ciência psicológica diferentes formas de compreender a obesidade que geram diferentes formas de abordá-la, dentre elas, a análise comportamental. A psicologia trabalha sob vários enfoques, sendo um deles o cognitivo-comportamental, que contribui para a melhoria da autoimagem corporal, ansiedade e depressão em mulheres submetidas à cirurgia bariátrica.

Segundo Hill (2015), é necessário limpar as teias de aranha dos pensamentos, pois sentimentos, emoções, paixões negativas, hábitos, crenças e preconceitos se enrolam nesta teia e fazem com que sentimentos angustiantes de prisão surjam. Quanto mais se luta, mais aprisionado se sentem. Hábitos indesejáveis surgem para falsamente aliviar esta sensação de aprisionamento, então um dos hábitos é comer sem a consciência desse comportamento.

Comida

Titãs

Compositores: Arnaldo Antunes/Sérgio Brito/Marcelo Fromer

Você tem sede de quê?
Você tem fome de quê?...

A gente não quer só comer
A gente quer comer
E quer fazer amor
A gente não quer só comer
A gente quer prazer
Pra aliviar a dor...

A gente não quer
Só dinheiro
A gente quer dinheiro
E felicidade
A gente não quer
Só dinheiro
A gente quer inteiro
E não pela metade...

Transtornos alimentares

Os transtornos alimentares resultam da obsessão para obter um corpo perfeito, pelo medo exagerado de engordar, e seus pensamentos giram constantemente em torno dos alimentos que comem. Ocorrem porque a ideia de magreza está associada ao prestígio, à beleza ou aceitação social. Geralmente surge na adolescência, e as mulheres são as que mais sofrem, pois se comparam às modelos de passarelas e revistas.

Sabemos que a mídia tem grande influência no conceito da autoimagem e divulga corpos sem imperfeições, considerando o perfil da pessoa obesa como não saudável. A obesidade tem seu início de forma gradual e o indivíduo não percebe a mudança corporal que vai acontecendo. É importante notar que estamos inseridos num tempo em que a ideia de sucesso está presente em todas as áreas de nossa vida e que devemos seguir um padrão. Em decorrência do preconceito social pelo excesso de peso, o obeso apresenta sofrimento emocional, como depressão, ansiedade, distúrbios e transtorno de personalidade.

Muitos pacientes apresentam alterações psicológicas e comportamentais que estão ligadas diretamente à obesidade (comer compulsivamente e distorção da imagem corporal) possibilitando detectar a presença de "Bulimia Nervosa". Existem aspectos que mostram a possível associação entre BN e obesidade como: obesidade desde a infância; parentes em primeiro grau com obesidade; histórico de transtornos depressivos e/ou ansiosos por longos ou repetidos períodos e, uma vez detectados, é necessário o tratamento da doença. Achei interesse citar esta enfermidade para que o processo de emagrecimento seja leve e não chegue a nenhuma das doenças que citarei a seguir.

Anorexia – É a perda de peso exagerado por meio de dietas severas e uma grande distorção na imagem corporal. O medo de engordar e sua autopercepção ao se ver gorda a fazem se privar cada vez mais de determinados alimentos. Ocorre a desnutrição e os órgãos param de funcionar. Este quadro poderá levar o paciente a óbito se não houver uma equipe multidisciplinar acompanhando tal transtorno.

Bulimia – Episódios de descontrole, em que há uma urgência de comer em grande quantidade seguida por arrependimento e utili-

112   Emagreça sem segredos

zação de métodos compensatórios, como o vômito forçado ou a ingestão de remédios. O acometido passa a ter déficits vitamínicos por não deixar nenhuma comida em seu corpo, além de ter sangramento devido ao vômito constante.

TCAP (Transtorno de Compulsão Alimentar Periódica) - São episódios de compulsão alimentar, nos quais a pessoa ingere grandes quantidades de alimentos, geralmente parando só quando há sensação de desconforto corporal por estar abarrotado. Diferente da bulimia, nesse transtorno a pessoa não usa métodos compensatórios, deixando-a obesa e trazendo sérios riscos à saúde.

TOC (Transtorno Obsessivo-compulsivo por alimentos) - São pensamentos involuntários e recorrentes. O ritual para se livrar desses pensamentos, ideias ou imagens e diminuir a ansiedade é comer, sendo uma forma disfuncional de neutralizar as obsessões.

Transtorno de Ruminação - É a remastigação ou regurgitação do alimento de forma repetida e ocorre na primeira infância. Essa condição é psicológica quando não pode ser explicada por nenhuma condição médica. As consequências podem ser desidratação, desnutrição, perda excessiva de peso e, em casos graves, pode levar a óbito.

Vigorexia – É um transtorno caracterizado pela insatisfação constante com a forma, força e vigor do corpo, levando à prática exaustiva de exercícios físicos, dietas radicais e uso abusivo de esteroides anabolizantes e outras drogas. É um transtorno grave que pede atenção, pois pode ter sérias consequências para a saúde.

Hipergafia – Comportamento compensatório de comer excessivamente. Um trauma faz com que o indivíduo tenha um episódio de compulsão alimentar extremo, como que para aliviar a dor do trauma. Porém, isso causa um aumento repentino de peso, influenciando na autoimagem, autoestima, autoconfiança e, claro, na saúde do acometido.

Ortorexia – É uma fixação pela qualidade dos alimentos ingeridos e pureza da dieta. Na Ortorexia nervosa, consome-se exclusivamente alimentos que venham de agricultura ecológica, livre de qualquer "alteração", como componentes transgênicos, artificiais, pesticidas, herbicidas, corantes, açúcar, sal etc. Muitas vezes, até a forma de preparar o alimento e as ferramentas utilizadas são alvos de excessiva preocupação. É perigoso, pois pode levar o indivíduo a grandes jejuns quando fora de casa e a um sério isolamento social devido a práticas muito rigorosas.

Síndrome do Gourmet – Pessoas que sofrem dessa síndrome vivem preocupadas com a preparação, compra, apresentação e ingestão de pratos especiais, diferentes e/ou exóticos. Causa afastamento, isolamento social e, dependendo da alimentação escolhida, pode causar déficit vitamínico.

Síndrome de PICA – É o impulso de se alimentar de coisas não nutritivas ou que não são socialmente aceitas em sua cultura. Esse transtorno pode causar déficits vitamínicos além de poder causar uma intoxicação ou haver necessidade de cirurgia para limpar os órgãos internos. Os riscos são altos.

Síndrome de Prader-Willi – Mais comum em crianças, é a necessidade involuntária de comer constantemente. Faz com que, mesmo sem perceber, sempre esteja com algo na boca, mastigando. Acarreta problemas de saúde, obesidade e doenças cardíacas.

Transtorno Alimentar Noturno – Comportamento alimentar excessivo durante a noite, mesmo em estado de sonambulismo. Costumam ser pessoas que fazem algum tipo de regime alimentar em sua rotina. Além dos prejuízos alimentares, há também uma preocupação com o estado psicológico do paciente, que começa a sentir que perdeu o controle de si mesmo.

Permarexia – Distúrbio do comportamento alimentar que consiste numa preocupação obsessiva com o valor calórico dos alimentos, o que leva a pessoa a fazer permanentemente dieta sem acompanhamento médico.

Quando a obesidade pode se tornar um caso cirúrgico?

Para pacientes com Índice de Massa Corpórea (IMC) acima de $40 \, kg/m^2$; pacientes com IMC maior que $35 \, kg/m^2$ e afetados por co-morbidades, tais como diabetes mellitus, apneia do sono, hipertensão arterial, dislipidemia, doença coronariana, osteoartrites e outras. Idosos e jovens (entre 16 e 18 anos) podem ser operados, mas exigem precauções especiais e o risco/benefício deve ser muito bem analisado.

Obesidade estabelecida, conforme os critérios anteriores, com tratamento clínico prévio insatisfatório de, pelo menos, dois anos. Não uso de drogas ilícitas ou alcoolismo. Ausência de quadros psicóticos graves ou moderados. É necessário que todos os candidatos à cirurgia bariátrica passem por uma avaliação psicológica mais aprofundada.

O psicólogo, durante o processo de avaliação, deve estar preparado para investigar aspectos emocionais, psiquiátricos e cognitivos que podem influenciar o resultado da operação. É papel do psicólogo que realiza essa avaliação investigar os mais diversos aspectos da vida do paciente, não apenas para determinar sua prontidão para a operação, mas também para educá-lo quanto às mudanças implicadas através dela.

Considerando que um saber não é a soma de tudo que pode ser dito de verdadeiro sobre alguma coisa, um fenômeno muito observado hoje é o surgimento das equipes multidisciplinares, que cada vez mais se fortalecem e trazem novas alternativas para o tratamento de muitas patologias. No tratamento da obesidade, muitas vezes pode-se encontrar uma parceria entre médico, psicólogo e nutricionista (CORDÁS, 2002).

Muitos pacientes que antes eram compulsivos por comida, quando não conseguem lidar com esta privação, podem acabar transferindo essa compulsão para drogas, álcool, sexo e compras, por exemplo. E, para muitas pessoas, a obesidade funciona como um grande mecanismo de defesa e até como uma boa desculpa para não ter uma vida social e afetiva. "Estou gordo, não vou à festa", "Não vou arrumar emprego porque estou gordo".

A avaliação no período pré-operatório tem como objetivos investigar o histórico da obesidade de cada paciente e entender qual a função que o alimento exerce sobre cada um (prazer, ansiedade, depressão...), bem como verificar quais sentimentos se manifestam. Cada indivíduo poderá expressar momentos de raiva, culpa, frustração, sensação de abandono, insegurança (antes ou após a ingestão alimentar).

A psicologia tem como função avaliar a capacidade do paciente de mudar atitudes e hábitos; investigar como ele reage a frustrações, desequilíbrios; esclarecer e desmistificar medos e fantasias com relação à anestesia e cirurgia; explicar que o emagrecimento não ocorre como passe de mágica e que seu comprometimento com o tratamento pós-operatório

Rosana Mazzon

e com a equipe é fundamental. No processo de avaliação destaca-se a importância do acompanhamento de um familiar, pois acredita-se que uma rede de apoio auxiliando o paciente ajudará no sucesso do resultado final.

Estas mudanças vão além de uma nova condição estética, de um novo corpo, agora magro, elas estão diretamente ligadas à percepção de uma nova imagem ou de um novo contorno corporal. Readaptar-se a uma nova imagem, diferente daquela vista através do espelho antes do emagrecimento, pode significar a busca de uma imagem ideal imposta pela modernidade. A busca do corpo ideal do paciente obeso, nestes casos, poderia estar em desacordo entre o seu corpo real e o desejável. A busca do corpo magro para o sujeito que tem uma imagem corporal recoberta por uma camada de gordura pode ser muito mais complexa, em que este encontraria ganhos neste escudo protetor. Desta forma, necessitaria desconstruir as conveniências que a obesidade poderia lhe proporcionar e reconstruir uma nova imagem que viesse ao encontro de seu peso ideal.

O psicólogo deve avaliar variáveis comportamentais, ambientais e cognitivas. Este candidato deve ser informado e estar de acordo com as mudanças significativas que ocorrerá durante essa transição.

A obesidade também interfere na vivência da sexualidade e na função sexual. A perda da libido e a disfunção hormonal ocasionam danos significativos na saúde dos sujeitos. Por outro lado, o medo da não aceitação do outro, devido ao seu corpo "anormal", faz com que o obeso crie restrições nos relacionamentos afetivos e sexuais. (MARCELINO, 2011). A baixa autoestima, gerada pelo autopreconceito, é o principal desencadeador dos problemas relacionados à afetividade e à intimidade nos relacionamentos.

A carência de autoestima, fortemente evidenciada nos indivíduos, é justificada por eles pelo preconceito e pela discriminação existente na sociedade, fato este observado nas mais variadas e corriqueiras situações, como brincadeiras maliciosas em programas de televisão e textos publicados. Argumentam que a cultura da exclusão de "corpos" que não sejam magros já está explícita quando as pessoas obesas têm dificuldades para encontrar roupas para o seu tamanho ou mesmo para conseguir um emprego.

A decisão que o sujeito tomou para se submeter à cirurgia bariátrica aconteceu somente após muita reflexão sobre as constantes insatisfações e ao grande cansaço e desânimo em relação aos inúmeros tratamentos que fez sem sucesso. O estímulo proporcionado pela perda de peso e consequente aumento da autoestima pôde ajudar o sujeito desmotivado, ou desadaptado, a procurar formas de resgatar o entusiasmo e a vontade de viver, principalmente em atividades de grupo. Desenvolver espaços para a relação cirurgião-paciente, em particular, para garantir que os critérios rigorosos para a indicação da cirurgia bariátrica sejam discutidos de maneira a evidenciar os riscos e as consequências desse tratamento e ainda as possibilidades reais de atenção integral à sua saúde no decorrer de todo o processo. É necessário que os profissionais da equipe multidisciplinar estejam preparados para empreender esforços para desenvolver o cuidado integral, de maneira a contribuir para o sucesso tanto pré como pós-cirúrgico.

Nesse período, o indivíduo encontra-se fragilizado fisicamente, pelas reações comuns à cirurgia, e também psicologicamente, em razão da privação alimentar e dos sentimentos de incertezas. Após a cirurgia, processo de adaptação, o indivíduo tem muita expectativa, ansiedade e insegurança em relação à nova situação.

A cirurgia pode ser vista como uma oportunidade para melhorar a vida dos indivíduos obesos, mas é preciso que se deixe claro que esse tratamento, exigirá, por longo tempo, muito empenho da pessoa operada, de acompanhamento médico periódico e da colaboração direta de pessoas amigas e de profissionais dedicados à prestação de cuidados de enfermagem, de psicologia e de nutrição específicas. É necessário fazer valer a inclusão da família e de amigos na fase preparatória e ainda garantir a atenção dos profissionais.

É importante que os profissionais inseridos no cenário da saúde coletiva invistam mais no seu papel de mediador, de educador em saúde, reconhecendo a má alimentação, hábitos inadequados e estilos de vida, e adotem a necessidade de um envolvimento maior nas ações de promoção da saúde nos contextos da família e da escola com o objetivo de prevenir a obesidade.

Alem de ter que se adaptar ao novo contexto de alimentação, o paciente precisa, nessa fase, desenvolver novas estratégias de enfrentamento das situações e problemas que continuarão existindo em seu dia a dia. A terapia cognitiva comportamental é o tratamento recomendado. Juntamente com uma equipe multidisciplinar, a TCC trabalha os pensamentos disfuncionais, os sentimentos e os comportamentos do indivíduo por intermédio do sistema de crenças. A TCC traz a compreensão do indivíduo no pré-operatório, durante a obesidade trabalha a imagem buscada, bem como a sua autoaceitação e a relação social no pós-operatório, no emagrecimento.

Desse modo, busca-se uma melhora na qualidade de vida do indivíduo, em sua autoimagem, autoestima, relação social e emocional, para que tome as rédeas de sua vida de forma plena, segura e mais feliz.

Motivação, segundo Hill (2015), é aquilo que induz a ação ou determina uma escolha. Motivar o comportamento, motivar a ação para mudar o estilo de vida. A motivação envolve fenômenos emocionais, biológicos e sociais e é um processo responsável por iniciar, direcionar e manter comportamentos relacionados com o cumprimento de objetivos.

A motivação é um elemento essencial para o desenvolvimento do ser humano. Sem ela, é muito mais difícil cumprir algumas tarefas. É muito importante tê-la para estudar, para fazer exercício físico, para fazer dietas etc.

Motivação intrínseca é a força interior; cada pessoa tem a capacidade de se motivar ou desmotivar. A motivação extrínseca é aquela gerada pelo ambiente em que a pessoa vive.

Segundo Goleman (2012), uma estratégia para gerar emoções positivas é descansar regularmente de uma rotina agitada e chata para repousar e se recuperar; esta estratégia dará força na área pré-frontal esquerda, que gera a positividade. Fazer as coisas que se gosta realmente, ou até "não fazer nada", propicia este bem-estar e o ajuda a sair da rotina estressante que faz comer sem a consciência do ganho de gordura corporal.

"A maior arma contra o estresse é a nossa habilidade de escolher um pensamento ao invés de outro." (Willian James).

A obesidade é provocada por uma ingestão de energia que supera o gasto do organismo. A forma mais simples de tratamento é a adoção de um estilo de vida mais saudável, com menor ingestão de calorias e aumento das atividades físicas. Essa mudança não só provoca redução de peso e reversão da obesidade, como facilita a manutenção do quadro saudável. Emagrecer não é fácil e viver com a obesidade é um desafio a ser enfrentado. Portanto, com persistência e dedicação, a meta de emagrecimento será alcançada. Acredite no que você realmente deseja!

Referências

CORDÁS T.A. *A participação do psiquiatra e do psicólogo na fase Peri operatória*, in GARRIDO, A. B. et al.(Org.). *Cirurgia da obesidade.* São Paulo: Atheneu, 2002.

GOLEMAN, D. *O cérebro e a inteligência emocional: Novas perspectivas.* Rio de Janeiro, Objetiva, 2012.

HILL, N. STONE, W.C. *Atitude mental positiva.* Porto Alegre: CDG, 2015.P51,139.

MARCELINO, L. F.; PATRICIO, Z.M. *A complexidade da obesidade e o processo de viver após a cirurgia bariátrica: uma questão de saúde coletiva.* Ciênc. saúde coletiva, Rio de Janeiro, v. 16, n. 12, p. 4767-4776, Dec, 2011.

9

Mitos e verdades no processo de emagrecimento. Será que existe ligação entre corpo e mente?

Que emagrecer não é fácil todo mundo sabe. E o mundo de dietas, nutrição, atividades físicas e emagrecimento está cercado de mitos e verdades que podem prejudicar ou auxiliar nossa saúde física e emocional. Neste capítulo, falarei sobre a importância de começar o processo de emagrecimento mudando a mente e entendendo a ligação existente entre corpo e mente

Rosane Tavares

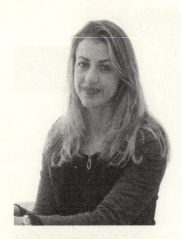

Rosane Tavares

Psicóloga com formação pela Unisal – Lorena e *coach* de emagrecimento com formação pela Metodologia Marma – São Paulo. Possui mais de 17 anos de experiência na área clínica e hospitalar, com o objetivo de proporcionar aos pacientes autoconhecimento e transformação.

Contatos
rosanetavares.com.br
Instagram: rosanetavarescoach
Facebook: Rosane Psicóloga Coach
WhatsApp: (11) 98045-3738

> "Nas grandes batalhas da vida, o primeiro passo para a vitória
> é o desejo de vencer".
> Mahatma Gandhi

Nestes 17 anos de profissão, escuto muitas coisas dos meus pacientes sobre obesidade e processo de emagrecimento. Soluções infalíveis, dietas radicais ou até milagrosas aparecem como se emagrecer fosse a coisa mais simples do mundo. Com todas essas informações, pergunto: mas o que de fato é real? O que é verdade e o que é mito?

Podemos dizer que existem muitos mitos e verdades sobre o processo de emagrecimento, mas o mais importante para se conquistar o emagrecimento com sucesso e sem efeito sanfona é nos basearmos em mudanças de hábitos alimentares, atividade física e equilíbrio psicológico.

Hábitos alimentares saudáveis e atividades físicas trabalham o nosso corpo, e a nossa mente como fica? E o nosso emocional? Será que existe ligação entre corpo e mente?

Além de os alimentos trazerem um imenso prazer para o nosso organismo, eles também oferecem grandes significados em nossas vidas. Por exemplo, comer a "feijoada da mamãe" feita com todo amor e carinho oferece sentimentos confortáveis e acolhedores. E aí, você irá colocar apenas um pouquinho para não fazer desfeita para a sua mãe ou comerá com vontade? Percebemos que os alimentos proporcionam para o nosso corpo o sabor, os hormônios de satisfação, e para a nossa mente todos os sentimentos envolvidos na preparação do alimento.

Para a nossa mente, se ignorarmos esses sentimentos, estamos deixando de nutrir a nossa alma com esses prazeres. E a nossa mente prefere o quê? Claro que o prazer, então deixamos de lado os nossos novos hábitos alimentares e desenvolvemos um impulso para comermos incontrolavelmente. E a grande consequência é voltarmos a conquistar o peso antigo, surgindo o efeito sanfona.

Isso também acontece com aquelas pessoas que querem emagrecer com atividade física. Matriculam-se na academia e realizam várias atividades, mas esquecem de realizar o mais importante que é um planejamento pessoal. Não se conscientizam de que é necessário colocar a atividade física dentro da sua rotina, reservando dias e horários para a sua realização. Os resultados da falta de planejamento são a desmotivação e a desistência.

"Infelizmente, quando não funciona corretamente, essa ligação corpo e mente dá curtos-circuitos, e os maus hábitos dizem ao corpo o que fazer."

(CHOPRA, 2013, p.19)

Os sinais errados são enviados para o nosso corpo, que responde com compulsão alimentar, desequilíbrio emocional e até doenças físicas e psicológicas.

As doenças relacionadas com a alimentação são conhecidas como distúrbios alimentares ou transtornos alimentares. Eles estão presentes quando uma pessoa experimenta distúrbios graves em relação ao comportamento alimentar, ou seja, redução extrema da ingestão de alimentos ou da compulsão extrema por alimentos, com isso surgem sentimentos de extrema angústia ou preocupação com o corpo, peso ou forma.

Distúrbios alimentares ou transtornos alimentares são doenças complexas e a sua causa é a combinação de alterações biológicas, psicológicas e/ou ambientais.

Os fatores biológicos incluem as funções hormonais irregulares, genética e deficiências nutricionais. Os fatores psicológicos são a baixa autoestima, perfeccionismo e rigidez, distorção da imagem corporal, depressão ou ansiedade e distúrbios de personalidade. E os ambientais incluem a dinâmica familiar disfuncional, profissões e carreiras que promovem estar magro e perda de peso, estética física orientada em esportes, influência familiar e de traumas da infância, a pressão cultural e/ou grupos de amigos e situações estressantes ou mudanças de vida.

Os distúrbios alimentares ou transtornos alimentares representam uma tentativa de solução ou disfarce de conflitos internos, mas que além de não solucionar os conflitos, acabam criando mais problemas relativos ao aumento ou perda excessiva de peso: o efeito sanfona, aumento da autoimagem negativa e assim por diante.

Por que isso tudo acontece?

Quando nos privamos de prazeres a nossa mente sofre abstinência e se sente desconfortável com as novas mudanças de comportamentos, escolhas e atitudes, ou seja, a mente percebe que perdeu a segurança e a autonomia. Podemos dizer que saímos da nossa zona de conforto e nos sentimos inseguros.

A nossa mente prefere sempre aquilo que traz segurança e autonomia, e quando saímos da nossa rotina ela se sente desestruturada buscando novamente a felicidade (aquilo que estamos acostumados a fazer) e voltamos para o comodismo.

Segundo Chopra, o nosso cérebro é estruturado para encontrar a felicidade em todos os níveis. (2013, p.19)

Para que ocorra o processo de emagrecimento de forma consciente e saudável, é fundamental existir uma ligação entre o corpo e a mente, ou seja, é necessário reconectar a mente e o corpo percebendo e entendendo os sinais que o nosso corpo transmite para a nossa mente e vice-versa.

E isso acontece por meio da nossa conscientização, precisamos nos tornar conscientes do nosso corpo, de nossas emoções e de nossas escolhas. Essa sintonia surge quando acalmamos a nossa mente e refletimos sobre os momentos que estamos vivendo, considerando os nossos sentimentos e entendendo como o nosso corpo está se sentindo. Não temos o costume de perguntar para nós mesmos "como estamos indo?" Uma pergunta tão simples e que representa o nosso "eu" que nada mais é que o nosso corpo, emoções e intelecto. O que precisamos fazer para termos consciência? Devemos sair do piloto automático quebrando e interrompendo padrões mentais, olhando a vida de forma diferente e identificando as causas emocionais e psíquicas.

Para entendermos o nosso corpo e a nossa mente, muitas vezes precisamos da ajuda de um profissional (psicólogo e/ou *coach*) para nos tornarmos aptos a definir e a realizar os nossos objetivos, sejam eles pessoais ou profissionais. Um processo focado em soluções e orientado a resultados.

O papel destes profissionais é fazer com que estejamos aptos para planejarmos as mudanças reais e possíveis em nossas vidas, estabelecermos uma relação saudável com a comida e com a atividade física, pela participação em todo o processo. Iremos escolher o que queremos mudar, em que momento e de que forma. Com isso, iremos elevar a nossa autoconfiança, tendo sucesso na perda e manutenção do peso.

Com a ajuda de um psicólogo e/ou *coach*, conseguimos mudar o comportamento alimentar, desenvolver hábitos de vida mais saudáveis e duradouros para atingir e manter o objetivo de perda de peso. A grande verdade no processo do emagrecimento como um todo não se baseia em dieta, atividade física, mas sim em nosso autoconhecimento e na nossa transformação.

Referências

CHOPRA, Deepak. *Você tem fome de quê? A solução efetiva para perder peso, ganhar confiança e viver com leveza.* São Paulo: Editora Alaúde, 2015.

CHOPRA, Deepak & TANZI, Rudolph E. *Supercérebro. Como expandir o poder transformador da sua mente.* São Paulo: Editora Alaúde, 2013.

KUDO, Rafael L. H. *Emagreça: perca peso sem regimes, dietas e sacrifícios.* São Paulo: Ixtlan, 2010.

NUNES, Maria Angelica Antunes. *Transtornos alimentares e obesidade.* São Paulo: Editora Artmed, 2006.

ROBBINS, Anthony. *Desperte o gigante interior.* 17. ed. Rio de Janeiro: Record, 2006.

WAJNRYT, Elisabeth. *E foram magros e felizes para sempre? As portas de saída da compulsão alimentar.* São Paulo: Editora Matrix, 2015.

Impressão e acabamento

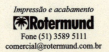

Fone (51) 3589 5111
comercial@rotermund.com.br